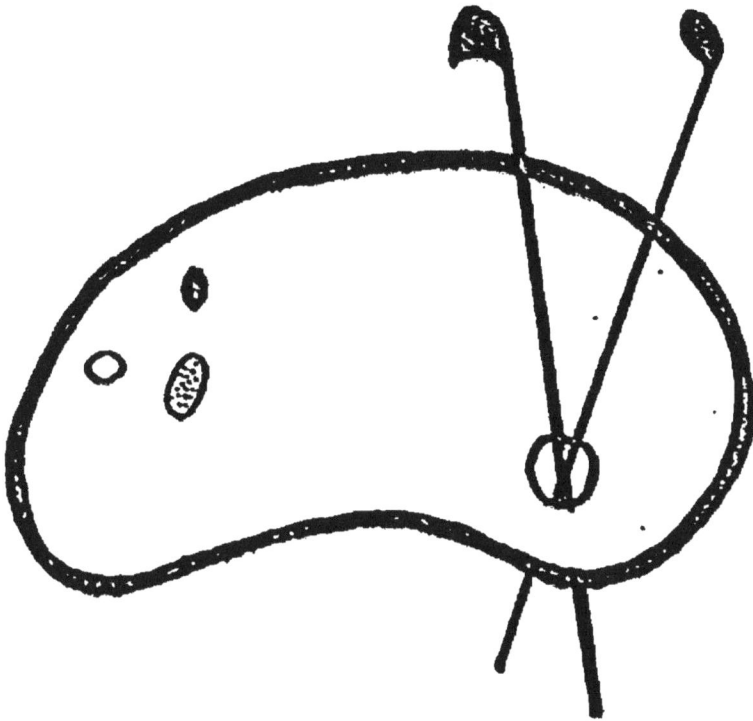

**DEBUT D'UNE SERIE DE DOCUMENTS
EN COULEUR**

CONSULTATIONS MÉDICALES

SUR

QUELQUES MALADIES FRÉQUENTES

DEUXIÈME ÉDITION
REVUE, AUGMENTÉE ET SUIVIE

DE

QUELQUES PRINCIPES DE DÉONTOLOGIE MÉDICALE
(DEVOIRS DES MÉDECINS ENTRE EUX)

PAR

Le Dr J. GRASSET

PROFESSEUR DE CLINIQUE MÉDICALE A LA FACULTÉ DE MONTPELLIER
CORRESPONDANT DE L'ACADÉMIE DE MÉDECINE
LAURÉAT DE L'INSTITUT

MONTPELLIER
CAMILLE COULET, LIBRAIRE-ÉDITEUR
5, Grand'Rue, 5

PARIS
G. MASSON, LIBRAIRE-ÉDITEUR
120, Boulevard Saint-Germain, 120

1894

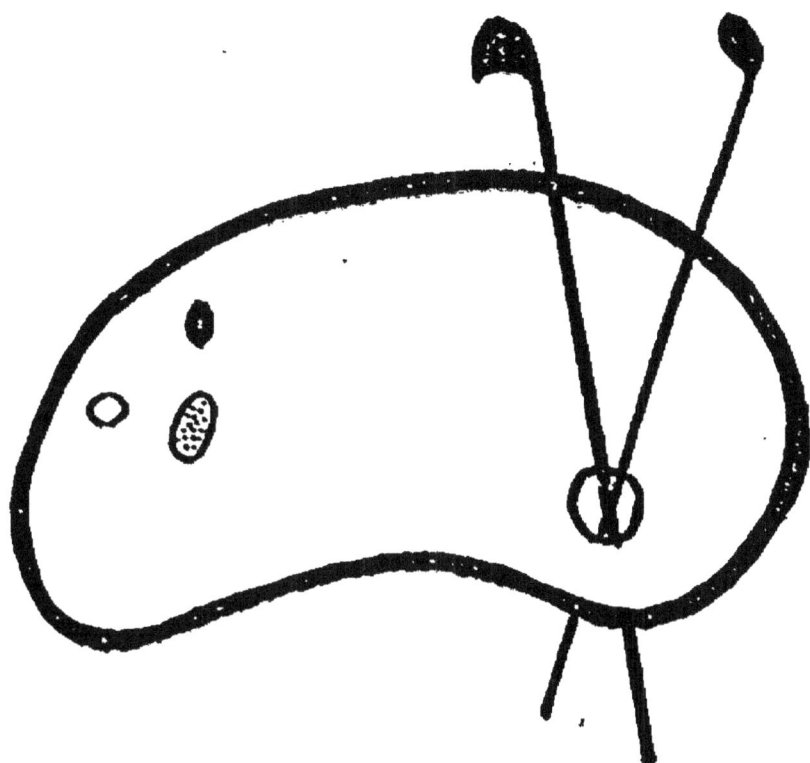

FIN D'UNE SERIE DE DOCUMENTS
EN COULEUR

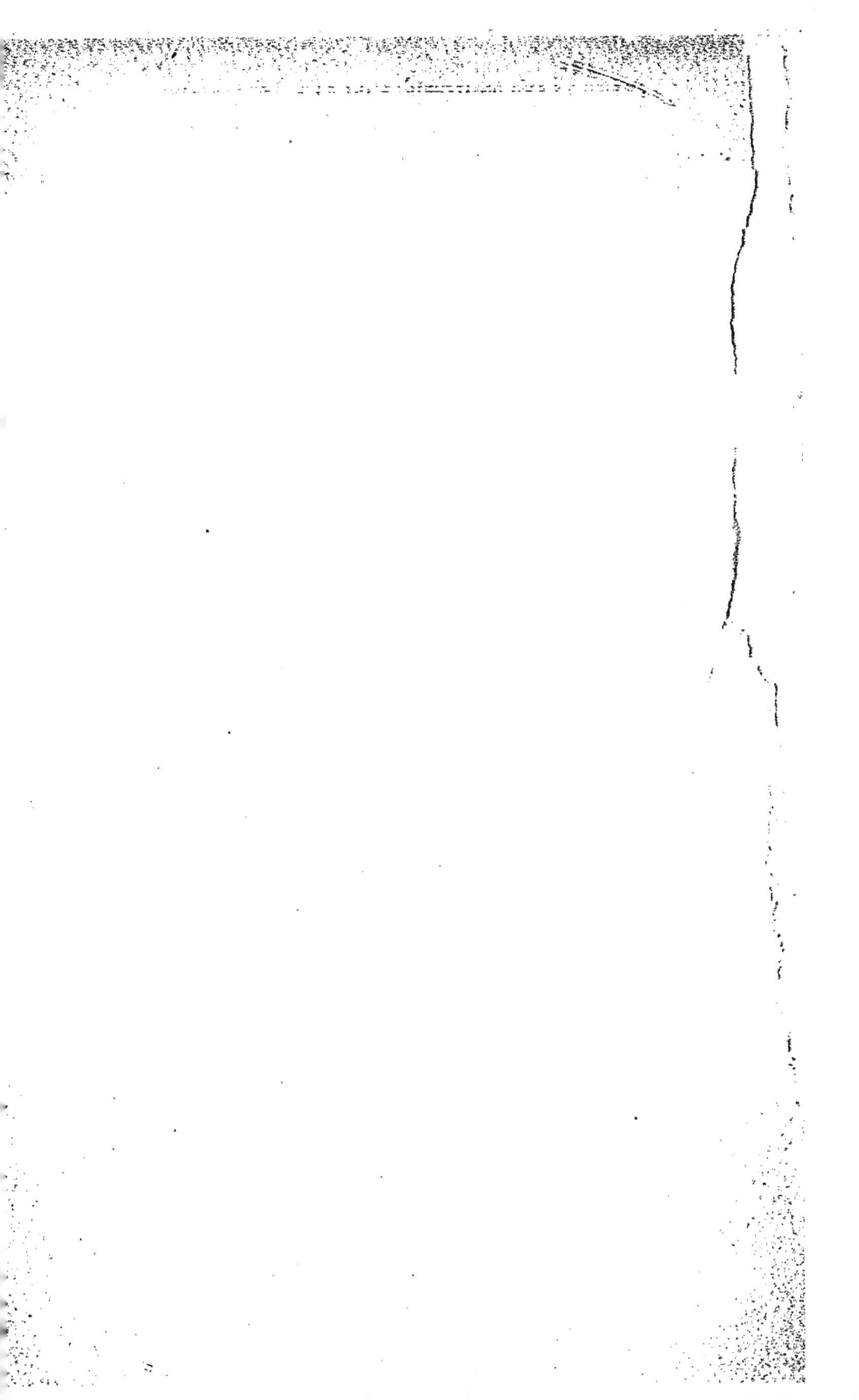

CONSULTATIONS MÉDICALES

QUELQUES MALADIES FRÉQUENTES

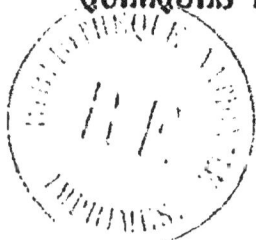

DU MÊME AUTEUR

Leçons de clinique médicale faites à l'hôpital Saint-Eloi de Montpellier (novembre 1886, juillet 1890). — Un volume in-8° de 758 pages, Montpellier et Paris, 1891. — Prix. . . . . . 12 fr.

Traité pratique des Maladies du Système nerveux. Quatrième édition (sous presse), en collaboration avec le Dr Rauzier. — Deux vol. gr. in-8° raisin d'environ 900 pages, avec 33 planches en chromo, héliogravure et lithographie hors texte, et 122 figures dans le texte. — Montpellier et Paris, 1894. Ouvrage couronné par l'Institut (prix Lallemand).

CONSULTATIONS MÉDICALES

SUR

QUELQUES MALADIES FRÉQUENTES

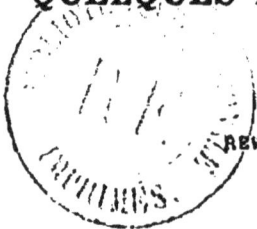

DEUXIÈME ÉDITION
REVUE, AUGMENTÉE ET SUIVIE

DE

QUELQUES PRINCIPES DE DÉONTOLOGIE MÉDICALE
(DEVOIRS DES MÉDECINS ENTRE EUX)

PAR

Le Dʳ J. GRASSET

PROFESSEUR DE CLINIQUE MÉDICALE A LA FACULTÉ DE MONTPELLIER
CORRESPONDANT DE L'ACADÉMIE DE MÉDECINE
LAURÉAT DE L'INSTITUT

MONTPELLIER
CAMILLE COULET, LIBRAIRE-ÉDITEUR
5, Grand'Rue, 5

PARIS
G. MASSON, LIBRAIRE-ÉDITEUR
120, Boulevard Saint-Germain, 120

1894

Le succès fait par mes jeunes confrères à ces *Consultations médicales* qui leur étaient dédiées est exclusivement dû à l'idée directrice qui a présidé à leur rédaction.

C'est donc une obligation stricte de ne rien changer à l'idée et au plan de ce petit livre.

Aussi ai-je maintenu telle quelle, ci-après, la préface qui développe et précise cette idée.

Je n'ai rien à y ajouter.

J'ai seulement multiplié les cas prévus et par suite augmenté sensiblement le nombre des Consultations proposées.

Si mes formules favorites n'ont pas changé, j'en ai ajouté de nouvelles pour des cas nouveaux.

C'est ce qui explique l'augmentation du nombre des pages.

Un *Appendice*, entièrement neuf, contient quelques principes de Déontologie médicale et cherche à résumer, sinon à codifier, les devoirs des médecins entre eux.

2

Témoin quotidien des misères de la vie médicale, j'ai vu bien des querelles de confrères dérivant d'un seul malentendu ; j'ai vu dans des centres plus ou moins importants de population des confrères qui se haïssaient et ne se saluaient pas dans la rue, alors qu'ils étaient naturellement iudiqués pour collaborer, s'entr'aider et se constituer réciproquement une société consolante.

J'ai recueilli bien des plaintes, bien des regrets, bien des colères et presque tous concluaient : « Pourquoi ne nous fait-on pas, à l'École, quelques leçons de Déontologie ? »

Beaucoup de médecins reconnaissent qu'ils ne savent pas d'une manière précise leurs devoirs vis-à-vis des autres médecins. En tous cas, tous proclament que leurs confrères ignorent absolument les plus élémentaires principes de la Déontologie.

Pour combler cette lacune, il ne faudrait pas seulement quelques pages, comme j'ai pu les rédiger à la fin de ce volume : il faudrait un livre.

Mais j'ai cherché à condenser, sous une forme presque aphoristique, les coutumes du corps médical, ce que tout le monde sait, mais ce que l'on oublie quelquefois.

Je serai bien heureux si on trouve mes recommandations banales; cela prouvera que tout le monde les pense et les applique d'instinct.

Le médecin a des devoirs très variés et très nombreux : devoirs vis-à-vis du client, des familles, de la société, de la science...

Je les néglige volontairement tous pour retenir exclusivement les devoirs des médecins entre eux.

Quoique ce spectacle soit malheureusement bien fréquent, je n'ai pas encore pu me défendre d'un sentiment de douloureuse tristesse quand je vois un confrère dire du mal d'un confrère, quand je vois des confrères brouillés entre eux, s'accusant mutuellement d'indélicatesse, alors qu'individuellement chacun est incapable de la moindre inconvenance.

Quelles terribles conséquences ont souvent de simples malentendus !

Je n'oublierai jamais l'impression que j'éprouvai en apprenant que, dans une ville importante (où il y a six ou huit médecins), un confrère estimé avait trachéotomisé, tout seul, son propre fils.

Je n'ai certes pas la prétention de supprimer ces affreuses misères avec les quelques pages que j'ai imprimées à la fin de ce livre.

Mais enfin j'ai fait de mon mieux pour entrer dans la voie de la paix médicale.

Il y a quelques règles, que j'ai soumises a quelques collègues qui ont bien voulu les approuver: mes confrères m'enverront leurs observations. Et nous ferons mieux une autre fois.

Au point de vue de la rédaction des *Consultations*, je signalerai un détail qui existait dans la première édition, mais que je n'avais pas souligné dans la préface.

Dans toutes les potions et solutions, le véhicule est exprimé er volume (centimètres cubes), au lieu d'ètre exprimé en poids (grammes).

Ainsi disparaissent les hésitations sur la capacité de la cuillerée.

Quelle que soit la densité de la mixture, la cuillerée à soupe vaut toujours 15 cent. cubes, la cuillerée à dessert 10 cent. cubes, et la cuillerée à café 5 cent. cubes.

Si donc on veut avoir 20 cuillerées dans une solution (ce qui est la règle ordinaire), on fera la mixture à 300 cent. cubes si elle doit être administrée par cuillerée à soupe, à 200 cent. cubes si on doit la donner par cuillerée à dessert et à 100 cent. cubes si on doit la faire prendre par cuillerée à café.

La modification n'a rien de révolutionnaire, mais elle est commode en pratique.

Autre addition que les circonstances ont rendue nécessaire.

Depuis ma première édition, la loi sur l'exercice de la médecine a été promulguée le 1ᵉʳ décembre 1892. L'article 15 de cette loi oblige, à partir du 1ᵉʳ décembre prochain, «tout docteur, officier de santé ou sage-femme» à déclarer à l'autorité publique un certain nombre de maladies épidémiques, une fois «son diagnostic établi». Et ce, sous peine d'une amende de 50 à 200 francs (article 21).

Je n'ai pas encore la liste de ces maladies arrêtée par l'autorité après avis de l'Académie de Médecine; mais on a publié la liste des maladies à déclarer proposée par le Comité consultatif d'hygiène.

J'ai dès lors pensé utile de mettre la mention *maladie à déclarer* à côté de chacune des affections portées sur cette liste.

Cela pourra servir ceux de mes confrères qui sont décidés à obéir à la loi.

J'ai également ajouté, à propos de chacune de ces maladies, la durée de l'isolement que l'Académie de Médecine impose aux élèves des lycées et écoles publiques.

Tout cela complète les indications générales pour l'antisepsie et la désinfection que j'ai groupées sous la rubrique « Maladies infectieuses ».

Telles sont les principales additions ou modifications sur lesquelles je voulais attirer l'attention.

Si le public médical continue à approuver mon entreprise, je pense ajouter plus tard quelques conseils pour l'examen clinique rapide du malade, mon but étant de m'approcher progressivement autant que possible d'un vrai MANUEL DE CLINIQUE MÉDICALE.

Montpellier, le 15 août 1893.

PRÉFACE DE LA PREMIÈRE ÉDITION

Au milieu du débordement actuel des grandes publications médicales, un petit livre comme celui-ci, sans prétentions et sans originalité, résumant simplement et sans phrases la thérapeutique journalière d'un médecin de province, a-t-il quelque chance de se faire encore une place utile dans cette littérature encombrée et de rendre quelques services aux élèves à la fin de leurs études et aux jeunes docteurs au début de leur pratique?

On l'a cru et on me l'a dit.

L'avenir démontrera si c'est avec raison.

Les progrès, dans les sciences médicales, se tassent et se classent d'eux-mêmes, tant qu'il s'agit d'étiologie, d'anatomie pathologique ou de diagnostic. Dans ces branches, chaque conquête nouvelle complète ou remplace une notion antérieure, devenue par le fait insuffisante ou inexacte. Il ne peut guère se faire d'encombrement.

En thérapeutique, il en est tout autrement.

Les médicaments que nous voyons naître chaque jour ne chassent pas les autres. Les auteurs qui les étudient les prônent, les lancent. Mais le médecin est obligé de les classer, de les mettre à leur place.

Ce n'est pas une tâche facile que de se reconnaître ainsi dans les longues listes de maladies qui sont justiciables de chaque médicament dans les Traités de thérapeutique et dans les non moins longues listes de médicaments que l'on oppose à chaque maladie dans les Traités de pathologie.

Puisant alors à droite et à gauche, observant par lui-même à l'hôpital et en ville, tâtonnant, corrigeant, bien ou mal, chaque praticien arrive toujours à se faire un classement à lui, une thérapeutique personnelle et, après quelques années de médecine active, il a *son traitement* pour la plupart des cas qui se présentent.

C'est ce travail que j'ai dû faire comme les autres, que j'ai continué depuis vingt ans, dont je voudrais communiquer les conclusions à mes jeunes confrères, espérant ainsi le leur faciliter à eux-mêmes.

Je n'ai pas la prétention de leur dire *ce qu'il faut faire* dans un cas donné, mais simplement de leur dire *ce que je fais* dans ce cas, ce qui m'a paru le plus rationnel, le meilleur ou le moins mauvais.

Je suppose l'examen du malade fait, bien fait et même refait s'il le faut, le diagnostic correctement et complètement posé, et je prends le médecin au moment où il s'asseoit à sa table pour écrire sa consultation.

C'est de cette consultation que je cherche à formuler, non des modèles, mais des exemples.

Les journalistes ont, dans ces derniers temps, publié des interviews intéressantes dans lesquelles nous lisons avec profit la réponse de nos collègues et de nos maîtres à cette question : «Comment traitez-vous telle maladie ou tel cas?»

Je suppose qu'une question pareille m'ait été posée par mes élèves pour les maladies les plus courantes, et j'y réponds de mon mieux.

Une grosse objection est plus facile à prévoir qu'à réfuter.

«Comment pouvez-vous, me dira-t-on, tracer, en clinique, des règles précises, arrêter le traitement de telle ou telle maladie? On ne doit pas traiter les maladies, mais les malades; et les malades diffèrent tous les uns des autres; ils ne doivent donc pas être tous traités de la même manière. Vos plans de traitement de chaque maladie ne peuvent être que des schémas et non des réalités vivantes et cliniques».

Je reconnais, sans embarras, l'absolue justesse de ces considérations; seulement je crois que, si on se laissait trop impressionner par la lettre de l'argument, on ne pourrait rien écrire en médecine, pas plus en pathologie qu'en thérapeutique.

La contingence et la variabilité des faits particuliers n'excluent pas les règles générales.

Quoique chaque malade diffère de son voisin, nous admettons bien que, pour le diagnostic, on peut les rapprocher par groupes. Il en est de même pour la thérapeutique.

A un diagnostic précis et complet doit corres-
pondre un traitement précis.

Et s'il est précis et complet, le diagnostic ne
comporte pas seulement le nom général de la maladie, il doit contenir les caractères particuliers
qui stigmatisent les espèces dans le genre. Ainsi,
je n'ai pas donné une consultation pour tous les
cas de tuberculose pris en bloc ; j'ai donné seize
exemples de consultation pour seize cas différents
de tuberculose pulmonaire. Et je reconnais vo-
lontiers qu'il y a encore d'autres cas que je n'ai
pas prévus.

Je n'ai la prétention d'avoir été complet ni dans
la nomenclature des cas particuliers ni dans la
nomenclature des maladies elles-mêmes.

Tout cela pourrait se compléter ultérieurement,
si l'accueil du public médical m'y encourage.

Comme je le disais au commencement, ce livre
n'a aucune prétention à l'originalité.

J'ai pris, chemin faisant, mon bien partout où
je l'ai trouvé et je n'ai cité personne, parce qu'il
aurait fallu citer tout le monde.

Seulement, tout ce que je propose, je l'ai prescrit, employé, et j'ai essayé d'en contrôler les effets par moi-même.

J'ai si peu visé à l'originalité que (malgré la bizarrerie de la chose) je serais heureux si, après avoir parcouru mon livre, chaque praticien disait :

«Si j'avais été interviewé moi-même, j'aurais écrit absolument toutes ces mêmes choses».

Mais je serais encore plus heureux si cet essai de thérapeutique appliquée inspirait à quelques-uns de nos Maîtres et de nos Collègues plus autorisés la pensée de publier à leur tour *leur traitement* des maladies courantes.

Montpellier, le 31 octobre 1892.

CONSULTATIONS MÉDICALES

QUELQUES MALADIES FRÉQUENTES

Adénopathies bronchiques

1. Le matin à 8 heures et le soir à 4 heures, prendre, dans du lait, une cuillerée de

Iodure de sodium . . . . . 10 gram.
Bromure de sodium . . . . 20 —
Chlorure de sodium . . . . 40 —
Eau . . . . 300 cent. cubes.

2. Entre les repas, prendre 3 à 5 cuillerées (par 24 heures) de

Teinture d'aconit . . . . Cent gouttes.
Eau de laurier cerise. . . 100 gram.
Sirop de Tolu . . . Q. S. pour un demi-litre.

3. Appliquer tous les huit jours des pointes de feu superficielles dans les gouttières inter-scapulaires.

4. Alimentation mixte, mais tonique : viandes grillées, rôties, crue; poisson, œufs, légumes verts cuits; peu de féculents.

5. En été, aller faire une saison à Challes ou à Uriage, et faire un long séjour au bord de la mer.

En hiver, joindre de l'huile de foie de morue : une à trois cuillerées à chaque repas.

Alcoolisme

I. — Alcoolisme aigu. Forme légère. Ivresse

1. Étendre le sujet sur un lit ou sur un matelas, dans une pièce bien aérée.

2. Provoquer le vomissement par la titillation de la luette ou 1 gram. 20 d'ipéca en trois paquets (un toutes les cinq minutes).

3. Faire boire une infusion de tilleul et de feuilles d'oranger additionnée de cinq gouttes d'ammoniaque et autant d'éther dans chaque tasse.

II. — Forme moyenne de l'alcoolisme aigu. Ivresse grave

1, 2 et 3. Comme I.

4. Appliquer des sinapismes successivement en divers points des membres inférieurs; envelopper ensuite les membres inférieurs dans de vastes cataplasmes de farine de lin saupoudrés de moutarde, depuis les genoux jusqu'en bas.

5. Faire une injection hypodermique d'éther qu'on renouvellera toutes les demi-heures.

6. Quelquefois, appliquer trois à quatre sangsues au fondement.

III. — Forme grave de l'alcoolisme aigu. « Delirium tremens »

1. Nourrir avec du lait additionné de rhum : 40 à 100 gram. de rhum par 24 heures dans deux litres de lait.

3

2. Faire une injection hypodermique avec 1 centim.
cube de

Chlorhydrate de morphine .   0,10 centigr.
Sulfate neutre d'atropine . .   0,005 milligr.
Eau distillée et bouillie. . .   10 cent. cubes.

puis administrer, de 2 heures en 2 heures, une pilule
contenant

Extrait thébaïque . . . . .   0,05 centigr.
Extrait de belladone   0,01   —
                                         N° 20.

en surveillant de près et assidûment les effets.

3. Le soir, remplacer ces pilules par une à quatre
cuillerées de la potion suivante :

Bromure de potassium.. . { ää 8 gram.
Hydrate de chloral, . . . }

Extrait de jusquiame. . . { ää 0,08 centigr.
Extrait de chanvre indien.}

Julep simple (1). .   Q. S. pour 120 cent. cubes.

4. Surveillance, absolument continue, du malade et,
s'il y a lieu, injections hypodermiques d'éther.

IV. — Alcoolisme chronique. Forme nerveuse légère,
révasseries, cauchemars, zoopsie...

1. Diminuer progressivement et assez rapidement la
dose quotidienne d'alcool absorbé.

Arriver à faire boire du lait aux repas, comme bois-

(1) Julep simple du Codex :
Sirop simple. . . . .   30 gram.
Eau distillée de fleurs d'oranger. . . .   20   —
Eau distillée.   100   —

son habituelle en mangeant, avec un verre à Bordeaux
de vin à la fin de chaque repas.

2. Tous les matins, lotion froide à l'éponge sur tout
le corps, sauf la tête ; friction sèche et promenade.

Le soir, avant dîner, bain tiède, de 20 à 50 minutes,
avec 500 gram. d'amidon.

A 10 heures et, s'il y a lieu, à 11 heures du soir,
prendre une cuillerée de la mixture 3 de III dans une
tasse d'infusion de fleurs d'oranger.

V. — Alcoolisme chronique. Forme gastrique légère:
anorexie, vomissements matutinaux...

1 et 2. Comme IV.

3. Au commencement de chaque repas, quatre gouttes amères de Baumé dans un verre à Madère de vin de
gentiane.

4. A la fin de chaque repas et une heure après,
prendre un paquet contenant

    Bicarbonate de soude. . . . . 2 gram.
    Craie préparée. . . . . 1 —
             N° 20.

Si nécessaire, laver l'estomac avec de l'eau alcaline à
5 gram. de bicarbonate de soude par litre.

5. Vie extérieure, au plein air. Ne pas séjourner
dans les cafés ou cercles. Exercices du corps.

Aller, en été, faire une saison à Vichy ou à Châtel-
Guyon.

VI. — Alcoolisme chronique. Forme cardio-vasculaire.
 Voir: *Artériosclérose.*

VII. — Alcoolisme chronique. Polynévrite, stepper,
pseudo-tabes...

1. Comme IV.

2. Hydrothérapie. Tous les matins, douche froide, de 20 à 30 secondes, en jet, sur tout le corps sauf la tête. Friction sèche à la suite et, suivant l'état des forces et des jambes, promenade ou séjour au lit de trois grands quarts d'heure.

3. Electrothérapie. Courants continus, faibles puis moyens, le long des nerfs atteints. Une séance tous les deux jours d'abord, tous les jours ensuite.

4. Appliquer, tous les 10 jours, des pointes de feu le long des nerfs malades.

5. Au printemps et à l'automne, aller faire une saison à Lamalou. En été, entre les deux saisons, aller faire une cure d'hydrothérapie dans un établissement spécial.

Amygdalite aiguë ; fièvre amygdalienne ; angine catarrhale ; angine infectieuse banale

I. — Fièvre initiale préamygdalienne

1. Toutes les deux heures, jour et nuit sauf sommeil, bouillon ou lait.

2. Matin et soir, appliquer des sinapismes aux mollets et aux cous-de-pied ; et les remplacer ensuite par de la ouate et du taffetas ciré.

3. Toutes les deux heures (l'heure intercalaire), prendre une cuillerée de

Antipyrine	2 à 4 gram.
Teinture d'aconit . . .	Huit à quinze gouttes.
Eau de tilleul.	90 cent. cubes.
Sirop de fleurs d'oranger.	30 —

4. S'il y a de l'embarras gastrique, débuter par 1 gr. 20 d'ipéca en 3 paquets : un toutes les cinq minutes ; eau tiède ensuite ; et donner tous les jours quatre cachets contenant chacun

Salol.	0,50 centigr.
	N° 10.

II. — Amygdalite aiguë

1. Lait toutes les deux heures, jour et nuit sauf sommeil.

2. Toutes les deux heures (l'heure intercalaire), prendre une cuillerée de

Eau.	120 cent. cubes.
Chlorate de potasse.	4 gram.

3. Gargariser souvent dans la journée avec une infusion chaude.

4. Badigeonner deux (ou trois) fois par jour la gorge avec

Glycérine. . . . . 30 cent. cubes.
Borax . . . . 4 gram.

Si l'état local s'annonce grave, commencer par toucher avec une solution de nitrate d'argent au dixième et faire des pulvérisations prolongées avec l'eau phéniquée ou une solution de phénosalyl (1), à 1 p. 100.

Si la douleur est trop vive, spécialement à la déglutition, badigeonner 3 ou 4 fois par jour avec

Glycérine . . . · . . . . . 30 cent. cubes.
Chlorhydrate de cocaïne.   0,50 centigr.

5. Commencer le traitement par l'ipéca, s'il n'a pas été déjà donné dans la phase préamygdalienne.

6. Isoler autant que possible le malade. Séparer surtout les enfants et les abonnés de l'amygdalite.

III.— Abonnés de l'amygdalite avec grosses amygdales, en dehors des poussées aiguës ; tempérament lymphatique; hérédité herpéticoarthritique.

1. Pulvériser, matin et soir, dans la gorge, deux cuillerées de

Chlorhydrate de cocaïne. . ⎱
Acide phénique . . . . . . ⎰ àà 0,50 centigr.
Glycérine . . . . 100 gram.
Eau . . . . Q. S. pour un demi-litre.

---

(1) On trouvera la formule du phénosalyl plus loin, au chapitre des *Maladies infectieuses* et de la *Désinfection en général.*

ou bien badigeonner les amygdales tous les jours ou tous les deux jours avec

Teinture d'iode. . . . . | ā̄
Glycérine . . . . |

2. A l'intérieur, alterner, mois par mois, les sulfureux et les arsenicaux.

Pendant 20 jours, prendre, le matin à jeun, un demi-verre d'eau de Labassère étendue de lait chaud ; gargariser ensuite dans la matinée avec le reste de la petite bouteille.

10 jours de repos.

Pendant 20 jours, prendre deux fois par jour, aux heures des repas, une cuillerée de

Eau . . . .   300 cent. cubes
Arséniate de soude. . .   0,10 centigr.

10 jours de repos.

Et ainsi de suite, en alternant, pendant de longs mois.

3. En été, aller faire une saison à Cauterets, Uriage ou Challes.

A défaut d'une saison thermale, prendre 20 bains tièdes de 10 minutes avec 10 kilogram. de sel marin et 2 bouteilles d'eaux-mères de Salies-de Béarn: un tous les deux jours.

4. Hygiène surveillée. Ni tabac, ni alcool. Eviter les refroidissements et le contact des amygdalites aiguës.

5. Si le volume chronique des amygdales gêne la déglutition, la parole et l'ouïe, recourir à l'intervention chirurgicale: amygdalotomie, ou mieux pointes de feu (au galvanocautère) sur les amygdales. Faire enlever les végétations adénoïdes, s'il y en a.

Anémie

1. Vivre au plein air; marcher sans fatigue, à l'abri des températures extrêmes; sur les montagnes en été, sur les bords de la Méditerranée en hiver.

Exercices du corps sans exagération ni violences.

Manger, le plus et le mieux possible, tout ce que l'estomac digèrera. Insister (sans exclusivisme) sur les viandes crue, grillée ou rôtie, les œufs, les poissons, les graisses, etc.

2. Tous les jours, lotion froide à l'éponge sur tout le corps, sauf la tête; friction sèche et promenade;

Ou immersion rapide (entrer et sortir) et totale (jusqu'au cou) dans une baignoire d'eau froide ; suivie comme la lotion;

Ou douche froide, en jet, de 20 à 30 secondes, sur tout le corps, sauf la tête; suivie comme la lotion.

3. A chaque repas, prendre un cachet contenant

    Protoxalate de fer . . .   0,10 centigram.
                            N° 40.

et, dans de l'eau vineuse, une cuillerée à café de

    Teinture de kola. . . { ãã 50 cent. cubes
    Teinture de coca. . .
    Acide citrique . . . . 1 gram.
    Arséniate de soude. . . . . 0,03 centigr. (1).

---

(1) L'addition de l'acide citrique n'est nécessaire que si le mélange des deux teintures précipite (ce qui arrive quand la teinture de kola est préparée avec des noix non torréfiées).

4. Si l'anémie est profonde, faire tous les jours des injections hypodermiques de serum artificiel :

Phosphate de soude pur . . .	10 gram.
Sulfate de soude pur.	5 —
Chlorure de sodium pur . . .	2 —
Acide phénique neigeux . . .	0,50 centigr.
Eau distillée bouillie.	Q. S. p. 100 cent. cubes.

Injecter tous les jours, matin et soir, 1 centimètre cube.

Si l'anémie est très aiguë (après une forte hémorragie, par exemple), injecter d'emblée 5 cent. cubes et y revenir deux ou trois fois par semaine.

Dans ce dernier cas aussi, administrer 40 à 60 gram. d'alcool (rhum, cognac ou chartreuse) seul, dans de l'eau sucrée ou dans du lait.

Anévrisme de l'aorte

1. Hygiène et régime surveillés.

Ni tabac, ni alcool. Aucun excès. Pas d'exercices trop violents, ni desurmenage physique. Aussi peu d'émotions que possible et surtout pas de secousses brusques.

Lait aux repas comme boisson exclusive en mangeant.

2. Vingt jours par mois, prendre à chaque repas une cuillerée de

Eau . . . .   300 cent. cubes.
Iodure de potassium . . . .   10 gram.

Dans la seconde bouteille de chaque mois, porter à 20 gram. la dose d'iodure.

(S'il y avait des antécédents syphilitiques, porter à 40 gram. et 50 gram. la dose d'iodure — toujours pour 300 cent. cubes d'eau — et faire des onctions napolitaines sous les aisselles et sous les jarrets pendant les 10 jours de repos de chaque mois. Pendant ces 10 jours, gargagariser et laver la bouche souvent avec une solution de chlorate de potasse à 2 p. 100).

3. S'il y a tumeur, la protéger contre les chocs extérieurs, sans la comprimer.

Angine de poitrine

I.— Traitement de la crise

Faire avaler deux à six gouttes de solution alcoolique de trinitrine au centième ou faire une injection
hypodermique avec 1 centimètre cube de

    Eau distillée. . . . . 10 cent. cubes.
    Solut. alcool. 1/100ᵉ de trinitrine. Trente gouttes.
ou bien, casser une ampoule de nitrite d'amyle et en
respirer le contenu;

Ou encore faire une injection hypodermique d'un
centimètre cube de

    Chlorh. de morphine . . 0,10 centigr.
    Sulfate neut. d'atropine . 0,005 milligr.
    Eau distillée et bouillie . 10 cent. cubes.

Si on le peut, appliquer avec prudence des courants
continus sur l'épaule et le bras gauches.

II.— En dehors des crises

1. Hygiène sévère. Ni tabac, ni alcool. Aucun excès.
Pas d'exercices violents, de marche rapide contre le
vent, de vélocipède, de cheval.

Lait aux repas comme boisson habituelle.

2. Vingt jours par mois, prendre à chaque repas une
cuillerée de

    Eau. . . . . 300 cent. cubes.
    Iodure de sodium . . . . . 10 gram.

Les dix autres jours de chaque mois, prendre à chaque repas trois à quatre gouttes de solution alcoolique au centième de trinitrine.

3. Tous les huit jours, le soir au coucher, prendre une pilule de 0,15 centigr. d'aloès.

4. Appliquer tous les 10 jours des pointes de feu à la base du sternum ; ou même appliquer un cautère sur cette région.

Apoplexie

I.— Pendant l'ictus

1. Si le malade n'est pas particulièrement affaibli par des maladies antérieures ou une constitution faible, pratiquer une saignée.

En même temps, administrer un lavement avec 15 gram. de sulfate de soude dans une infusion de 8 gram. de follicules de séné; et appliquer une série de sinapismes sur les quatre membres, spécialement sur les membres inférieurs.

2. Ensuite appliquer des sangsues derrière les oreilles, une après l'autre : 8 à 12 suivant l'état des forces et du pouls;

Faire avaler du lait ou du bouillon par cuillerées, puis par tasses;

Envelopper les membres inférieurs dans de grandes bottes (du genou en bas) de cataplasme sinapisé: moitié farine de lin, moitié moutarde, battues avec l'eau tiède.

3. Plus tard, mettre un vésicatoire à chaque mollet ou à la partie interne et inférieure de chaque cuisse;

Continuer le bouillon ou le lait toutes les deux heures;

L'autre heure, alterner, par cuillerée, les deux potions suivantes:

    a. Acétate d'ammoniaque . . .   5 gram.
       Teinture de cannelle   3   —
       Eau de tilleul . . . .   90 cent. cubes.
       Sirop de fl. d'oranger. . . .   30   —

b. Caféine . . . . $\Big\}$ ā 1 gram.
     Benzoate de soude . . . .

     Julep simple . . . .   120 cent. cubes.

4. Veiller à ce qu'il y ait une selle par jour au moins.

S'il n'y en avait pas, administrer le lavement purgatif ci-dessus ou faire avaler quelques paquets de 10 centigram. de calomel : un toutes les heures dans du lait jusqu'à effet produit.

5. Surveiller les fesses et la vessie.

II.— *Après l'ictus*

1. Régime surveillé. — Peu manger, surtout le soir. — Pas de féculents, d'aliments lourds et indigestes. — Peu de viande.

Ni tabac, ni alcool. — Aucun excès. — Aucun travail intellectuel et aucune préoccupation morale.

2. Vingt jours par mois, prendre à chaque repas une cuillerée de

     Eau . . . .   300 cent. cubes.
     Iodure de potassium. . . . .   10 gram.
     Arséniate de soude. . . . .   0,10 centigr.

Les autres 10 jours de chaque mois, prendre à chaque repas deux dragées d'ergotine.

Tous les huit jours, prendre, le soir au coucher, une pilule de 0,15 centigr. d'aloès, ou, le matin au lever, une bouteille d'eau de Villacabras.

4. Tous les mois, mettre deux sangsues au fondement.

Pour le traitement ultérieur, voir: *Ramollissement cérébral.*

Artériosclérose généralisée avant toute localisation prédominante

Pour l'artériosclérose à la phase des localisations importantes, voir : *Cardiopathies* et *Angine de poitrine* pour le cœur, *Mal de Bright* pour le rein, *Ramollissement cérébral* pour le cerveau.

I. — *Forme légère ou moyenne ; hypertension artérielle*

1. Régime: Boire du lait comme boisson exclusive aux repas, qui seront composés de purées de légumes secs, œufs, légumes verts cuits, viandes blanches bien cuites. — Pas de charcuterie, de gibier, de bouillon, de crustacés, de fromage fait...

Ni tabac, ni alcool.

2. Vingt jours par mois, prendre deux fois par jour, aux repas, une cuillerée de

        Eau . . . .   300 cent. cubes.
        Iodure de sodium. . . . . . .   10 gram.

Les dix autres jours de chaque mois, prendre deux fois par jour, aux repas, quatre gouttes de

        Sol. alcool. au 100ᵉ de trinitrine .   10 cent. cubes.

3. Tous les matins, friction sèche à la brosse de flanelle sur tout le corps, et, tous les huit jours, prendre, le soir au coucher, une pilule de 0,15 centigr. d'aloès.

4. Deux fois par an (à l'automne et au printemps), prendre à domicile 25 bouteilles d'eau d'Evian ou d'eau de Vittel (Grande-Source) : une bouteille par jour le matin, par demi-verre, de demi-heure en demi-heure.

En été, aller faire une saison à Evian ou à Euzet.

Pendant ces trois périodes, suspendre le traitement N° 2.

5. Analyser l'urine tous les mois: voir s'il y a ou non de l'albumine et doser la quantité d'urée et de matières fixes éliminées dans les 24 heures.

II.— Forme plus grave : quelques troubles circulatoires, œdème malléolaire, dyspnée...

1. Régime plus sévère, végétarien complet.— Aucune espèce de viande, ni dérivé de viande, en plus des prescriptions du N° 1.

Dix jours par mois, régime lacté absolu et exclusif : un bol de lait toutes les deux heures, jour et nuit, sauf sommeil. Aucun autre aliment ni aucune autre boisson.

2. Prendre à chaque repas (pendant 10 jours) une cuillerée de

Eau . . . . 300 cent. cubes.
Iodure de sodium. . . . . . 10 gram.
Arséniate de soude. . . . . 0,05 centigr.

Puis (pendant 10 jours) une cuillerée à chaque repas de

Eau. . . . . 300 cent. cubes.
Iodure de sodium. . . . . . 20 gram.
Arséniate de soude . . . . . 0,10 centigr.

Ensuite repos d'un jour, et, ce jour-là, prendre trois cuillerées de

Solut. au 1000ᵉ de digitaline cristallisée. 5 gram.
Eau. . . . . 300 cent. cubes.

Les 20 jours suivants, prendre à chaque repas une cuillerée de

Eau. . . . . 300 cent. cubes.

Caféine . . . . }

Benzoate de soude . . . . } ãã 10 gram.

Puis, un jour de digitaline *ut supra.*

Puis reprendre l'iodure pendant 20 jours.— Et ainsi de suite.

3 et 5. Comme pour I.

III.— Pour les *formes plus graves* encore, avec troubles circulatoires marqués, voir : *Cardiopathies.*

Arthritisme et herpéticoarthritisme

En dehors des manifestations articulaires franches (voir: *Rhumatisme*) et des localisations cutanées durables (maladies de la peau). — Voir aussi : *Artériosclérose, asthme, diabète sucré, dyspepsies, hystérie, neurasthénie,* etc.

1. Dix jours par mois, boire du lait aux repas comme boisson exclusive en mangeant ; le reste du temps, boire aux repas du vin blanc avec de l'eau d'Evian additionnée de 0,50 centigr. benzoate de lithine par bouteille.

Ne manger ni charcuterie, ni gibier, ni viande avancée, ni crustacés ; manger beaucoup de légumes verts, légumes secs en purée, viandes bien cuites, etc.

Ni tabac, ni alcool.

Vie extérieure, au plein air, sans préoccupation morale ; pas de sédentaréité ; exercices du corps.

Tous les matins, friction sèche et massage de tout le corps (précédé ou non d'une lotion froide rapide).

2. Deux fois par an, au printemps et à l'automne, prendre 25 bouteilles d'eau de Vittel (Grande-Source): une bouteille tous les matins, par demi-verre, de demi-heure en demi-heure, entre les deux déjeuners, en promenant dans l'intervalle.

En été, aller faire une saison à Euzet, Evian ou Vittel; Molitg ou Aix-les-Bains.

3. Tout le reste du temps, alterner, mois par mois,

les deux traitements suivants (vingt jours de traitement et dix jours de repos par mois):

Eau.	300 cent. cubes.
Iodure de sodium.	10 gram.
Arséniate de soude	0,10 centigr.

une cuillerée à chaque repas.

Soufre sublimé.	0,25 centigr.

pour un cachet ; N° 40. Un à chaque repas.

4. Tous les huit jours, le soir au coucher, prendre une pilule de 0,10 à 0,15 centigr. d'aloès.

Asthme

I.—Pendant les crises

Ouvrir largement les fenêtres de la chambre (sans courants d'air) et appliquer des sinapismes aux membres inférieurs.

Si cela ne suffit pas, réduire l'atmosphère et faire brûler sur une soucoupe ou faire fumer au malade du papier nitré, des feuilles de datura en cigarettes. Ou bien faire respirer au malade de la pyridine: une cuillerée à café sur une soucoupe en évaporation.

Si la crise se prolonge et est très pénible, injecter sous la peau 1 centimètre cube de

Chlorhydrate de morphine.   0,10 centigr.
Sulfate neutre d'atropine..   0,005 milligr.
Eau distillée et bouillie. . . 10 cent. cubes.

II.—En dehors des crises

1. Prendre, tous les jours, deux à quatre cuillerées de

Eau . . . .   300 cent. cubes.
Iodure de potassium. . . .   10 gram.
Arséniate de soude. . . . .   0,05 centigr.

deux cuillerées pendant 5 jours, trois pendant 5 jours, quatre pendant 5 jours, trois, puis deux, puis trois, puis quatre, etc. Et ainsi, en montant et descendant d'une cuillerée tous les 5 jours entre deux et quatre cuillerées.

Quand il y aura une amélioration notable, donner

régulièrement deux cuillerées par jour, vingt jours par mois.

Continuer ainsi pendant un temps extrêmement long.

Les cuillerées seront prises, aux repas, dans de l'eau vineuse, du lait ou de la bière.

2. Tous les huit jours, le soir au coucher, prendre une pilule de 0,10 à 0,15 centigr. d'aloès.

3. Manger tout ce que l'estomac digère ; éviter cependant le gibier, la charcuterie et les viandes faisandées ou trop peu cuites.

Ni tabac, ni alcool ; aucun excès.

Tous les matins, friction sèche à la brosse de flanelle sur tout le corps.

Vie au plein air.

4. En été, saison au Mont-Dore.

III. — *Asthme avec bronchite chronique*

1, 2 et 3, comme pour II.

4. Alterner, mois par mois, les deux moyens suivants :

a. Tous les matins, prendre à jeun un demi-verre d'eau de Labassère coupée avec du lait chaud ; gargariser ensuite, dans la matinée, avec le reste de la petite bouteille.

b. Prendre quatre pilules par jour (entre les repas) contenant chacune :

Terpine	0,20 centigr.
Codéine	0,01 —

N° 60.

5. Appliquer de la teinture d'iode, trois fois la semaine, sur le thorax, alternativement devant et derrière.

Dans les poussées subaiguës, appliquer des pointes de feu ou une série de petits vésicatoires fortement camphrés et recouverts d'un papier de soie huilé.

6. En été, aller faire une saison à Allevard, Cauterets, Eaux-Bonnes ou Enghien.

Ataxie locomotrice progressive

I. —Ataxie locomotrice sans syphilis antérieure

1. Dix jours par mois, prendre de l'ergot de seigle en poudre.

Ergot de seigle . . . . 0,05 centigr.
pour un paquet. N° 30.

Un paquet à chaque repas pendant cinq jours et deux paquets à chaque repas pendant cinq autres jours.

Les vingt autres jours de chaque mois, prendre à chaque repas une cuillerée de

Eau. . . . . 300 cent. cubes.
Iodure de potassium . . . . 10 gram.

2. Tous les dix jours, appliquer des pointes de feu le long de la colonne vertébrale; ou, en cas de poussée (subaiguë), appliquer des bandes de vésicatoires, le long de la colonne, dans les gouttières.

3. Trois fois par semaine, appliquer des courants continus, faibles puis moyens (5 à 10 milliampères), le long de la colonne et des membres atteints.

Les trois autres jours, faire une friction sèche et un massage de tout le corps, précédée ou non d'une lotion froide à l'éponge.

4. Aller passer deux fois par an, en mai et en septembre, une saison de vingt à vingt-cinq jours à Lamalou.

Si ce déplacement était impossible, prendre à domicile 30 bains à 34° cent. avec 100 gram. de sulfate de fer; durée, de 10 à 20 minutes; se remettre au lit ensuite. Un bain tous les jours.

5. Régime tonique. Peu de travail intellectuel. Aucun excès. Vie à la campagne.

II. — *Ataxie locomotrice avec syphilis antérieure*

1. En mai et septembre, saison de 20 à 25 jours à Lamalou.

2. Après la saison de septembre, repos de 15 jours ; puis deux mois de traitement spécifique.

Pendant 10 jours, application d'onguent napolitain (et friction), gros comme une noisette, le matin sous les aisselles, le soir sous les jarrets. — Gargariser tous les jours avec 4 gram. de chlorate de potasse dans un verre d'eau.

Les 10 jours suivants, prendre 2 gram. d'iodure de potassium par jour ; 3 gram. les 10 jours suivants ; 4 gram. les 10 jours suivants ; 5 gram. les 10 suivants, et enfin 6 gram. les derniers 10 jours.

Renouveler la même série pendant les deux mois (mars et avril) qui précèdent la saison de printemps de Lamalou.

Au lieu des onctions napolitaines, on peut faire tous les huit jours une injection hypodermique profonde d'huile grise (voir : *Syphilis*), cinq centigr. de mercure chaque fois.

L'iodure est donné comme ci-dessus ; seulement on en commence l'administration imm.diatement.

3. Entre les deux séries de traitement spécifique, prendre à chaque repas une cuillerée de

Extrait hydroalcool. de kola. .   10 gram.
Sirop d'éc. d'oranges amères. .   300 cent. cubes.
Arséniate de soude. . . . . .   0,10 centigr.

et appliquer tous les dix jours des pointes de feu le long de la colonne.

Entre les deux saisons de Lamalou, repos un mois après la première saison et un mois avant la deuxième, hydrothérapie dans un établissement spécial le reste du temps.

4. Comme pour I.

III. — Crises violentes de douleurs fulgurantes

1. Si l'estomac le supporte, prendre toutes les demi-heures un cachet de 0,50 centigr. d'antipyrine ou de 0,15 centigr. de phénacétine jusqu'à huit.

2. Si les médicaments ne sont pas supportés par l'estomac, faire une à quatre injections hypodermiques d'un centimètre cube de

    Antipyrine. . . . . 5 gram.
    Eau . . Q. S. pour 10 cent. cubes de solution.

ou

    Chlorhydr. de morphine . . 0,10 centigr.
    Sulfate d'atropine . . . . . 0,005 milligram.
    Eau distillée et bouillie. . . 10 cent. cubes.

3. Appliquer des bandes de vésicatoires le long de la colonne.

IV. — Traitement séquardien pouvant être essayé dans tous les cas de tabes

1. Suspendre toute autre médication.

2. Faire tous les jours, avec une asepsie complète, une injection hypodermique d'un centimètre cube d'un mélange à parties égales de liquide orchitique et d'eau

distillée (côtés de l'abdomen, fesse ou région intersca-
pulaire).

On augmentera tous les jours d'un centimètre cube
jusqu'à cinq ou six par jour.

3. Continuer cela vingt jours. Suspendre dix jours.
Puis recommencer une série semblable. (Ces deux séries
suffisent pour savoir si le traitement est ou non à continuer).

4. Si, pour un motif quelconque, les injections hypodermiques sont difficiles ou impossibles, administrer le
même extrait orchitique en lavement.

On prend d'abord un lavement simple d'eau chaude
que l'on rend ; puis, avec une petite seringue spéciale,
on injecte dans le rectum un mélange de 1 ou 2 centim.
cubes de liquide orchitique pour 4 ou 3 centim. cubes
d'eau.

Suivre les mêmes règles de durée que pour les injections hypodermiques, sauf qu'il se développe de l'irri-
tation intestinale ou de l'entérite.

Atrophie musculaire progressive

1. Tous les deux jours, application de courants continus le long de la colonne vertébrale et sur les muscles atteints : 10 milliampères; séances de 20 minutes avec 5 minutes de repos au milieu.

2. Tous les matins, friction sèche et massage méthodique de tout le corps, spécialement des muscles atrophiés.

3. Tous les huit jours, application de pointes de feu le long de la colonne.

4. Vingt jours par mois, prendre à chaque repas une cuillerée de

Sirop d'éc. d'or. amères . .   300 cent. cubes.
Extrait hydroalcool. de kola.   10 gram.
Arséniate de soude . . . .   0,05 centigr.

5. A l'automne et au printemps, prendre 20 bains tièdes de 10 minutes avec 5 kilogram. de sel marin et une bouteille d'eaux-mères de Salies-de-Béarn : un tous les deux jours.

6. En été, aller faire une saison à Lamalou.

Bronchites

I. — Bronchite aiguë fébrile

1. Séjour au lit ; aération de la chambre, maintenue à une température uniforme, sans brusques oscilla-tions.

Potages et lait comme alimentation.

2. Toutes les heures, en dehors des heures d'alimen-tation, prendre une cuillerée de

  Looch blanc . . . . 120 cent. cubes.
  Kermès minéral . . . . 0,30 centigr.
ou de
  Ipéca . . . . 2 gram.
faire infuser dans
  Eau . . . . 100 cent. cubes.
réduire à 90, passer et ajouter
  Sirop de polygala . . . . . 30 cent. cubes.

Chaque cuillerée peut être prise seule ou dans une infusion chaude de tilleul et d'oranger.

3. Sur la poitrine, appliquer d'abord quelques ven-touses sèches et ensuite faire, tous les matins, un badi-geonnage à la teinture d'iode.

[S'il y avait de l'embarras gastrique, on commencerait le traitement par un vomitif:
  Ipéca . . . . 1 gram. 20
en trois paquets.— Un paquet toutes les cinq minutes. — Eau tiède pour faciliter les vomissements.]

[Si la bronchite est précédée d'une période de cour-bature générale, comme dans la grippe et l'affection catarrhale, avec simple fluxion des muqueuses respiratoires supérieures, donner trois à quatre fois par jour, dans une infusion chaude de tilleul et d'oranger, une cuillllerée de

Eau . . . .   300 cent. cubes.
Benzoate de soude . . . . .   20 gram.

ou

Eau   . . . .   200 cent. cubes.
Sirop de polygala   100   —
Benzoate de soude . . . . .   20 gram.]

II. — Bronchite subaiguë, apyrétique

1. Régime ordinaire. Lait comme premier déjeuner et comme goûter.

Séjour habituel dans la chambre. Promenades, à pied ou en voiture, à la campagne, entre 9 heures du matin et 4 heures du soir.

2. Trois ou quatre fois par jour, dans du lait (et même dans du lait d'ânesse) ou sans lait, prendre une cuillerée de

Eau de laurier-cerise. . . .   100 gram.
Teinture d'aconit . . . . . .   Cent gouttes.
Sirop de Tolu . . .   Q. S. pour un demi-litre.

Ou bien : quatre à cinq fois par jour, entre les repas, prendre une pilule contenant

Terpine . . . .   0,20 centigr.
Codéine . . . ·   0,01   —
                                      N· 40.

3. Appliquer un thapsia sur la poitrine.

III. — Bronchite à répétition

Pendant les poussées aiguës ou subaiguës, voir I et II.

En dehors des poussées :

1. Hygiène surveillée. — Vie au plein air, sans courants d'air ni variations brusques de température. — S'aguerrir à l'air extérieur.— Habiter un climat moyen. — Éviter le chant, l'enseignement oral, tous les exercices abusifs de la respiration, professionnels ou autres.

2. Tous les matins, lotion froide à l'éponge, rapidement faite sur tout le corps, suivie d'une friction sèche et d'une promenade.

Au printemps et à l'automne, une quarantaine de douches froides quotidiennes de 30 secondes, en jet, sur tout le corps sauf la tête, suivies d'une friction sèche et d'une promenade.

3. Alterner, mois par mois, les deux traitements internes suivants :

Pendant vingt jours, prendre à chaque repas une cuillerée de

     Eau . . . .   300 cent. cubes.
     Arséniate de soude · . . . .   0,10 centigr.

Dix jours de repos.

Pendant vingt jours, prendre tous les matins un demi-verre d'eau de Labassère coupée avec du lait chaud. Gargariser ensuite, dans la matinée, avec le reste de la petite bouteille.

Dix jours de repos.

Puis recommencer l'arsenic. — Et ainsi de suite.

4. En été, aller faire une saison sulfureuse (Eaux-Bonnes, Cauterets, Luchon, Saint-Honoré....) ou arsenicale (la Bourboule, Mont-Dore).

IV. — *Bronchite chronique en dehors des poussées subaiguës ou aiguës* (pour celles-ci, voir I et II).

A. *Forme sèche avec phénomènes asthmiformes et emphysème pulmonaire.*

1. Régime ordinaire, avec beaucoup de lait dans l'alimentation. — Ni tabac ni alcool. — Même hygiène que pour III.

2. Vingt jours par mois, prendre le matin à 8 heures et le soir à 4 heures, dans un bol de lait, une cuillerée de

Eau	300 cent. cubes.
Iodure de sodium	10 gram.
Bromure de sodium. . . .	20 —
Chlorure de sodium	40 —

et, à chaque repas principal, quatre à six gouttes de liqueur de Fowler.

3. Friction sèche, à la brosse de flanelle, tous les matins, sur tout le corps sauf la tête.

Application de teinture d'iode tous les deux jours ou de pointes de feu tous les huit jours, sur le thorax, des deux côtés, alternativement devant et derrière.

4. Si possible, bains d'air comprimé.

5. En été, saison au Mont-Dore.

B. *Forme humide avec bronchorrhée.*

1. Comme pour III et IV A.

2. Alterner, mois par mois, les deux préparations

suivantes (20 jours de traitement et 10 jours de repos tous les mois) :

     Terpine. . . . .   0,20 centigr.

     Codéine   0,01   —

pour une pilule: N° 80. Quatre par jour.

     Eucalyptol . . . .   0,20 centigr.

pour une capsule; N° 80. Quatre par jour.

3. En hiver, y joindre à chaque repas une ou deux cuillerées d'huile de foie de morue créosotée à 20 pour 1000.

4. Comme 3 de A.

5. En été, saison sulfureuse : Eaux-Bonnes, Cauterets, Luchon, Saint-Honoré...

C. *Bronchite fétide.*

Même traitement que pour B et, en plus :

Faire respirer, plusieurs fois par jour, au malade, de l'air ayant traversé, dans un flacon à deux tubulures, de l'eau chargée de phénosalyl à 2 pour 100 ;

Donner tous les matins, en lavement, un demi-verre d'eau chaude, dans lequel on aura émulsionné avec un jaune d'œuf une cuillerée de

     Créosote pure . . . .   50 gram.

     Huile d'olives . . . .   Un demi-litre.

Pour la *Bronchite capillaire,* voir: *Bronchopneumonie.*

Bronchopneumonies aiguës

I. — Forme moyenne

1. Séjour au lit.

Toutes les deux heures, prendre un bol de lait ou un bouillon additionné d'un jaune d'œuf ou d'une cuillerée de jus de viande.

2. Alterner les deux potions suivantes: une cuillerée de la première avec chaque petit repas, une cuillerée de la seconde l'heure intercalaire :

a. Rhum ou cognac	40 gram.
Julep simple Q. S. pour..	120 cent. cubes.
b. Ipéca	2 gram.

faire infuser dans :

Eau	100 cent. cubes.

réduire à 90; passer et ajouter :

Sirop de polygala . . .	30 cent. cubes.

(Souvent, il y aura lieu de commencer le traitement par un vomitif : 1 gram. 20 d'ipéca en trois paquets, un toutes les cinq minutes; eau tiède ensuite pour faciliter les vomissements).

3. Appliquer, dès le début, des ventouses sèches et, rapidement (après examen préalable de l'urine), une série de vésicatoires, successivement sur les diverses régions atteintes.

5

II. — *Forme grave*

1. Même régime que pour I. Ajouter dans chaque bol de lait une cuillerée à café ou à dessert de rhum ou de cognac (40 à 100 gram. dans les vingt-quatre heures).

2. Commencer par le vomitif et le renouveler s'il y a lieu.

Alterner l'infusion d'ipéca (2 de I) avec la potion suivante :

> Ergotine . . . .   1 à 2 gram.
> Sulfate de strychnine.   0,002 à 0,005 milligram.
> Julep simple. . . . . .   120 cent. cubes.

3. Appliquer immédiatement un vésicatoire sur la région atteinte et en appliquer ainsi une série sans interruption.

4. Si l'asthénie cardiaque augmente, joindre à ce traitement des inhalations d'oxygène (toutes les heures ou toutes les demi-heures : 10 litres par vingt-quatre heures) et des injections hypodermiques d'éther ou de

> Caféine . . . . }
> Benzoate de soude . . . . } āā 2 gram. 50

> Eau distillée et bouillie   Q. S. pour 10 cent. cubes.

Deux à quatre seringues de 1 c. c. par jour.

III. — *Convalescence et soins ultérieurs*

1. Alimentation progressive et tonique : viande crue, œufs, poisson, laitage, etc.

Vie au plein air dans un climat tempéré, en évitant le vent et les variations brusques de température.

Passer l'hiver sur le littoral méditerranéen ou à Amélie-les-Bains.

2. Alterner à l'intérieur les deux traitements suivants (mois par mois) :

a. Prendre à chaque repas une ou deux cuillerées de

Huile de foie de morue . . } āā 450 cent. cubes.
Eau seconde de chaux. . . }

Eau de laur.-cerise ou kirsch.   100   —

et, dans l'intervalle des repas, cinq pilules contenant chacune

Terpine . . . .   0,20 centigr.
Codéine.   0,01   —

b. Prendre, deux fois par jour, dans du lait, une cuillerée à café de

Teinture de kola . . . . . } āā 50 cent. cubes.
Teinture de coca . . . . . }

Acide citrique . . . .   1 gram.
Arséniate de soude. . . . .   0,05 centigr.

et, tous les matins, un demi-verre d'eau de Labassère coupée avec du lait chaud, et gargariser ensuite dans la matinée avec le reste de la petite bouteille.

3. Surveiller assidûment la poitrine et appliquer, dès qu'il y a lieu, soit de petits vésicatoires, soit des pointes de feu.

4. Friction sèche, tous les matins, à la brosse de flanelle, sur tout le corps sauf la tête.

Plus tard, essayer, avec beaucoup de précautions et de surveillance, la lotion froide quotidienne à l'éponge, suivie d'une friction sèche et d'un séjour au lit d'abord, d'une promenade plus tard.

5. En été, aller faire une saison sulfureuse (Uriage, Cauterets, Eaux-Bonnes, les Fumades, Luchon, Saint-Honoré) ou arsenicale (la Bourboule, le Mont-Dore).

Cancer de l'estomac

1. Toutes les deux heures, jour et nuit sauf sommeil, prendre un bol de lait. Aucun autre aliment, ni aucune autre boisson.

S'il y a intolérance ou si la quantité de lait ingérée est insuffisante, ajouter des purées, des œufs à la coque, des hachis de viande cuite, des poudres de viande, de la purée de viande crue...

2. Avec chacun de ces petits repas, prendre un cachet contenant

Naphtol . . . . 0,20 centigr.
Benzonaphtol. 0,30   —

            N° 60.

et, matin et soir, une pilule contenant

Poudre de belladone . . . } ā̄ 0,01 centigr.
Extrait de belladone . . . }

            N° 20.

3. Repos absolu au plein air.

4. Quand la faiblesse cachectique s'accentue, prendre tous les jours 2 à 3 cuillerées à café de

Teinture de kola. . . . . } ā̄ 50 cent. cubes.
Teinture de coca. . . . . }
Acide citrique . . . .   1 gram.

5. Si l'alimentation par la bouche devenait trop difficile ou impossible, donner des lavements alimentaires avec

Jaunes d'œufs . . . .   N° II.
Peptones sèches.. . . . . .   10 gram.
Vin.   150   —
Bouillon. . . . .   Q. S. pour 300 cent. cubes.

ou

Jaunes d'œufs	N° II.
Sel de cuisine	5 gram.
Vin rouge..	80 —
Amidon.	15 —
Lait.	Q. S. pour 300 cent. cubes.

[Pour le traitement de l'hématémèse, voir : *Ulcère de l'estomac.*]

Cardiopathies chroniques

I. — *Cardiopathie valvulaire compensée*

1. Boire du lait aux repas comme boisson exclusive en mangeant ; lait le matin et à 4 heures.

2. Vingt jours par mois, prendre à chaque repas une cuillerée de

> Eau. . . . . 300 cent. cubes.
> Iodure de sodium. . . . . . 10 gram.

Les dix autres jours de chaque mois, prendre cinq gouttes de teinture de digitale dans le lait du matin et dans celui de 4 heures.

Ou encore :

Prendre, pendant vingt jours, la solution iodurée indiquée.

Repos d'un jour, et ce jour-là prendre trois cuillerées de

> Solution au millième de digi-
>   taline cristallisée.. . . . 5 gram.
> Eau distillée . . . . 300 cent. cubes.

Puis reprendre la solution iodurée pendant vingt jours, et ainsi de suite.

3. Badigeonner la région précordiale avec la teinture d'iode.

4. Éviter les fatigues physiques, les efforts musculaires violents, les émotions brusques, les refroidissements.

5. Aller tous les étés faire une saison à Bagnols (Lozère).

*II. — Cardiopathie myocardique (artériosclérose cardia-
que) sans troubles marqués dans la circulation générale.*

1. Même régime que pour I.
2. Alterner, vingt jours par vingt jours, les deux
·solutions suivantes, une cuillerée à chaque repas :

    a. Eau. . . . . 300 cent. cubes.
    Iodure de sodium . . . . 10 gram.
    b. Eau. . . . . 300 cent. cubes.
    Caféine. . . . . } ãā 10 gram.
    Benzoate de soude . . . . }

3. Appliquer quelques pointes de feu légères sur la
région précordiale.
4. Comme pour I. Ni tabac, ni alcool.
5. Aller, en été, faire une saison à Euzet ou à Évian.

*III. — Cardiopathie chronique avec quelques troubles de
circulation générale (hyposystolie habituelle) : œdème
des membres inférieurs, gros foie, etc.*

1. Régime lacté absolu et exclusif : toutes les deux
heures, jour et nuit sauf sommeil, prendre un bol de
lait additionné de 0,25 centigrammes de bicarbonate
·de soude.
Aucun autre aliment, ni aucune autre boisson.
2. Vingt jours par mois, prendre, dans quatre de ces
bols de lait. une cuillerée de

    Eau . . . . 300 cent. cubes.
    Caféine . . . . } ãā 5 gram.
    Benzoate de soude . . . . }

et les dix autres jours de chaque mois, mettre dans

quatre des bols de lait quatre gouttes de teinture de digitale.

3. Appliquer sur la région précordiale un cautère volant.

4 et 5. Comme pour 1.

IV. — *Asystolie aiguë.*

1. Régime lacté absolu et exclusif comme pour III.

2. Toutes les deux heures, prendre une cuillerée de

Feuilles de digitale. . . .   0,50 centigr.

Faire infuser (20 minutes) dans

Eau. . . . .   100 cent. cubes.

Réduire à 90 ; passer et ajouter :

Sirop. . . . .   30 cent. cubes.

ou en quatre fois dans la journée

Feuilles de digitale . . . .   0,50 centigr.

Faire macérer (12 heures) dans

Eau. . . . .   1/4 de litre.

Continuer cela quatre à six jours, puis remplacer par les pilules suivantes (2 à 5 par jour) :

Extrait sec de strophantus . .   001 milligr.

pour une pilule, N° 10, ou cinq gouttes, matin et soir, de teinture de strophantus.

3. Si l'estomac ne supportait pas ces préparations, faire deux à quatre injections hypodermiques par jour d'un centim. cube de

Caféine . . . . |
Benzoate de soude . . . . . | ää 2 gram. 50.

Eau distillée et bouillie.   Q. S. pour faire 10 cent. cubes de solution.

V. — Cardiopathie chronique (mitrale) avec anasarque,
hydropisies viscérales...

1. Régime lacté et absolu comme pour III.

2. Quatre fois par jour, prendre avec le lait une cuillerée de

  Extrait total de convallaria .   10 gram.
  Sirop d'éc. d'or. amères . .   300 cent. cubes.

ou, quatre à six fois par jour, une pilule contenant

  Poudre de scille . . . . . .   0,10 centigr.
  Extrait de scille   0,05   —

            N° 30.

3. Deux fois par semaine, prendre, le soir au coucher, une pilule de 0,10 à 0,15 centigr. d'aloès ou, le matin, une cuillerée d'eau-de-vie allemande mêlée à une cuillerée de sirop de nerprun.

4. Ponctions ou mouchetures, suivant les indications, si nécessaire.

VI. — Cardiopathie chronique (artérielle) avec phéno-
mènes douloureux, angineux, vertigineux....

1. Lait comme boisson exclusive aux repas, qui seront surtout composés d'aliments maigres : œufs, purées de légumes secs, légumes verts bien cuits, crèmes....

2. Prendre, à chaque repas, une cuillerée de

  Eau. . . . .   300 cent. cubes.
  Iodure de sodium . . . . .   10 gram.

et quatre gouttes de

  Solut. alcool. au 100e de trinitrine. 30 cent. cubes.

3. Comme pour V.

4. Si cela ne suffit pas, joindre une à deux injections hypodermiques par jour d'un centim. cube de

     Chlorhydrate de morphine. .   0,10 centigr.

     Sulfate neutre d'atropine. . .   0,005 milligram.

     Eau distillée et bouillie. . . .   10 cent. cubes.

et pendant les crises, inhalation de nitrite d'amyle (en ampoule),

VII. — *Cardiopathies avancées avec cardioplégie*

1. Régime lacté comme pour III. — Ajouter à chaque bol de lait une cuillerée à café de rhum ou de cognac.

2. Trois fois par jour, remplacer cette cuillerée à café par une cuillerée à café de

     Teinture de kola . . . . $\Big\}$ ãã 50 gram.
     Teinture de coca. . . . .

     Acide citrique . . . .   1 —

ou prendre 2 à 3 pilules par jour, contenant chacune :

     Sulfate de spartéine . . ·   0,03 centigr.

                            N° 20.

3. Si cela ne suffit pas, faire, matin et soir, une injection hypodermique de caféine (3 de IV) et donner, toutes les deux heures, une cuillerée de

     Acétate d'ammoniaque. . . ·   6 gram.

     Teinture de noix vomique . .   Douze gouttes.

     Eau de tilleul. . . . .   90 cent. cubes.

     Sirop de fleurs d'oranger. . .   30   —

4. Toutes les demi-heures, faire faire une inhalation d'oxygène.

VIII.— Cardiopathie à forme rénale grave (rein cardia-
que) avec phénomènes toxiques (dyspnée, urine très
albumineuse).

1. Régime lacté exclusif comme pour III.—S'il n'était
pas accepté ou pas toléré, régime maigre : purées de
légumes secs, légumes verts cuits, œufs, fruits, tapioca,
racahout, chocolat, pâtes alimentaires.... Comme boisson exclusive, lait additionné de 60 à 100 gram. de
lactose par 24 heures. — Pas de viande (surtout faisandée ou peu cuite), de bouillon, de potage gras, de poisson, de salaisons, de charcuterie, de fromages faits,
etc.

Avec quatre des repas, prendre un cachet contenant :

Benzonaphtol . . . . . } āā 0,25 centigr.
Salol. . . . . }

N° 40.

et une cuillerée à café de

Eau. . . . . 200 cent. cubes.
Sulfate de strychnine. . . . 0,05 centigr.

3. Inhalation d'oxygène toutes les heures ou toutes
les demi-heures ; 10 litres dans les 24 heures.

Chlorose

1. Manger le plus et le mieux possible tout ce que l'estomac digèrera. — Beaucoup de viande de boucherie, mais pas de régime exclusif.

Boire du vin rouge aux repas, coupé avec de l'eau de Bussang.

Vivre au plein air, à la campagne, sans travail intellectuel, sans soucis ni préoccupations. — Marcher et faire des exercices du corps, sans surmenage, dans les limites de l'essoufflement.

Pas de veilles prolongées. Repos au lit d'au moins 8 à 9 heures. Aucun excès.

2. Au milieu de chaque repas, prendre un cachet contenant

Fer réduit . . . . . 0,10 à 0.20 centigr.

N° 40.

et immédiatement après, une cuillerée de

Eau. . . . . 300 cent. cubes.
Acide chlorhydrique . . . . 1 gram.

ou un verre à Bordeaux de

Acide chlorhydrique. . . . . 2 gram. 50
Sirop de limons. . . · . . . 100 gram.
Eau. . . . . Q. S. pour 1 litre.

Après 2 mois de ce traitement, le remplacer pendant 1 mois par le suivant :

À chaque repas, prendre une cuillerée de

Eau . . . . 300 cent. cubes.
Biphosphate de chaux . . . . 10 gram.

et, dans un demi-verre d'eau vineuse, quatre à six gouttes de

Arséniate de soude.	0,20 centigr.
Gouttes amères de Baumé. .	10 gram.

3. Tous les matins, douche froide, de 20 à 30 secondes, en jet, sur tout le corps sauf la tête, suivie d'une friction sèche et d'une promenade.

Continuer cela toute l'année, sauf les mois de gros hiver dans les climats froids.

Si le malade est trop faible ou s'il n'y a pas d'installation hydrothérapique dans la localité, faire tous les matins une immersion totale (jusqu'au cou) et rapide (entrer et sortir) dans une baignoire d'eau froide, sécher rapidement et séjour au lit de 3/4 d'heure à une heure.

4. En été, aller faire une saison d'hydrothérapie dans un établissement spécial ou une cure d'altitude dans les Alpes ou les Pyrénées.

[Pour la chlorose dyspeptique, voir: *Dyspepsies*].

Choléra

(Maladie à déclarer)

I. — Diarrhée prémonitoire

1. Repas très surveillés, à heures absolument fixes, uniquement composés de viandes grillée ou rôtie, œufs à la coque, purées de lentilles , fruits cuits. — Ni fruits crus, ni salades, ni bouillon.

2. A chaque repas, prendre un ou deux cachets contenant chacun :

Benzonaphtol . . . . . . ⎱
Benzoate de bismuth . . . ⎰ ãã 0,50 centigr.

N° 40.

et, dans l'intervalle des repas, boire, par gorgées, un demi-litre à un litre par 24 heures de :

Acide lactique . . . . 10 gram.
Rhum . . . . 40 —
Sirop de coings. . . . . . . 100 —
Eau . . . . Q. S. pour un litre.

3. Si cela ne suffit pas, prendre après chaque selle un quart de lavement d'eau boriquée (à 2 p. 100) ou d'eau bouillie additionné de six gouttes de laudanum Sydenham, précédé par une large irrigation, avec le tube de Faucher, dans l'intestin avec une solution chaude d'acide tannique (5 à 10 gram. par litre avec 30 à 50 gram. de gomme arabique).

Cette irrigation pourrait être aussi faite avec une solution de thymol à 1 p. 1000.

II. — Choléra confirmé : algidité

1. Lait glacé additionné de rhum ou de cognac et champagne frappé comme seule boisson alimentaire : quelques cuillerées toutes les heures. Souvent même il vaut mieux la diète alimentaire absolue.

2. Boire par gorgées, dans les vingt-quatre heures, un ou deux litres de :

Acide lactique . . . . . .   10 gram.
Rhum   40   —
Laudanum de Sydenham.   Vingt à trente gouttes.
Sirop de coings . . . .   100 gram.
Eau . . . . . .   Q. S.   pour un litre.

et donner, après chaque selle, un quart de lavement amidonné et laudanisé à six gouttes.

3. Frictionner énergiquement les membres à la brosse de flanelle. Continuer cela très patiemment, pendant très longtemps, sans se décourager et sans interrompre. Bouillottes d'eau chaude le long du corps.

4. Si cela ne suffit pas, faire dans la journée 2 à 8 injections hypodermiques d'éther, ou 2 injections de sérum artificiel (voir *Anémie*).

5. En cas d'insuccès de tous ces moyens (1), Injection intra-veineuse de 2 litres de la solution suivante chauffée à 38° :

Eau . . . .   1 litre.
Chlorure de sodium . . . . .   5 gram.
Sulfate de soude   10   —

_____

(1) Je dois déclarer que je n'ai pas eu l'occasion d'employer personnellement les moyens proposés dans ce paragraphe.

Ou bien on fera une abondante injection hypodermique du liquide suivant :

Chlorure de sodium. . .	4 à 8 gram.	
Carbonate de soude . . .	1 à 6	—
Eau stérilisée.	1 litre.	

on se servira d'un injecteur de gynécologie muni d'un
trocart ; on peut, paraît-il, injecter, en plusieurs piqûres, sous la peau du ventre, un à deux litres de liquide.

6. Après l'injection intra-veineuse, une saignée de
200 gram. peut rendre de grands services, surtout s'il
y a des symptômes d'urémie.

III. — Réaction.

1. Donner, toutes les deux heures, une tasse de lait
glacé (diminuer et supprimer l'alcool qu'on y ajoutait).

Continuer la limonade lactique : un demi-litre à un
litre par 24 heures.

2. Diminuer les bouillottes et les couvertures. Conserver l'un et l'autre encore autour des jambes et des
pieds.

Appliquer, s'il y a lieu, des sinapismes aux membres
inférieurs.

3. Prendre la température toutes les trois heures.

S'assurer souvent, avec la main, de la température
des extrémités, et reprendre le traitement II (notamment les frictions) au moindre signe de retour offensif
du mal.

IV. — *Convalescence et suites.*

Surveiller le régime de très près et pendant très longtemps: lait exclusif pendant longtemps; puis œufs, viandes blanches, etc.

S'il y a une constipation trop opiniâtre, donner un lavement ou mettre un suppositoire à la glycérine.

Si la dyspepsie persiste ou reparaît, donner long-temps, à chaque repas, un cachet contenant :

Benzonaphtol . . . . $\rbrace$ áá 0,50 centigr.
Benzoate de bismuth. . . . . $\rbrace$

N° 40.

et, suivant le cas (douleur ou atonie), une cuillerée de

Eau chloroformée saturée. . .   150 cent. cubes.
Eau de tilleul   100   —
Sirop de fleurs d'oranger. . .   50   —

ou une cuillerée à café de

Sulfate de strychnine . . . .   0,05 centigr.
Eau. . . . .   100 cent. cubes.

S'il y a de la neurasthénie postcholérique, hydrothé-rapie : d'abord lotions froides, tous les matins, à l'éponge, sur tout le corps sauf la tête, suivies d'une friction sèche et d'une promenade;

Plus tard, douche froide, quotidienne, de 20 à 30 se-condes, en jet brisé, sur tout le corps sauf la tête, sui-vie comme la lotion.

V. — *Précautions générales à prendre autour du malade*

Surveiller beaucoup le régime, ne boire que de l'eau filtrée ou récemment bouillie. Éviter les refroidissements et le surmenage. Traiter immédiatement la diarrhée.

Ne pas prendre de purgation, sauf en cas d'absolue nécessité ; le vomitif n'a pas les mêmes inconvénients, s'il est d'autre part indiqué.

Isoler le malade et prendre en même temps toutes les mesures générales de désinfection (voir : *Maladies infectieuses*) pour les déjections, les linges, les personnes et les locaux.

Comme boisson habituelle, entre les repas, en temps d'épidémie, je recommande la mixture suivante :

> Acide lactique. . .   . . .   10 gram.
> Sirop de coings. . . . . . .   100 cent. cubes.

on met dans un verre d'eau bouillie ou filtrée deux cuillerées à café de ce mélange et une ou deux cuillerées à café de rhum.— On y ajouterait même quatre à six gouttes de laudanum, s'il y avait déjà de la diarrhée.

Comme provision, à la campagne notamment, il faut avoir un flacon d'acide lactique, et alors on prépare extemporanément la mixture suivante :

Pour un litre d'eau, 10 gram. ou 2 cuillerées à café d'acide lactique, 40 gram. ou 2 verres à liqueur de rhum, 100 gram. ou 5 cuillerées de sirop de coings.

On ajoute à ce litre de limonade lactique vingt à quarante gouttes de laudanum s'il s'agit d'un adulte malade et non plus seulement d'une boisson hygiénique (1).

---

(1) Le *Formulaire moderne* contient (p. 90), sous mon nom, une formule de gouttes contre le choléra dans lesquelles figure l'iodoforme. J'ai dû commettre cette prescription, puisque le Dr Vaucaire me l'attribue ; mais ·je l'abandonne entièrement : l'iodoforme est, pour le tube digestif, un mauvais antiseptique et un calmant infidèle.

Chorée de Sydenham

I. — *Chorée avec anémie*

1. Trois fois par jour, un quart d'heure avant le repas, prendre un cachet contenant :

    Antipyrine. .   0,50 centigr. à 1 gram.
suivant l'âge.   N° 30.

ou, si l'enfant ne sait pas avaler les cachets, une à trois cuillerées de

    Antipyrine . . . .   10 à 20 gram.
    Sirop de fleurs d'oranger   100 cent. cubes.
    Eau de tilleul   200   —

Continuer cela dix jours.

2. En même temps, faire tous les matins une immersion rapide (entrer et sortir) et totale (jusqu'au cou) dans une baignoire d'eau froide, suivie d'une friction sèche et d'une promenade ou d'un séjour au lit de trois quarts d'heure.

3. A chaque repas, prendre un cachet contenant :

    Fer réduit . . . .   0,10 centigr.
              N° 40.

immédiatement suivi d'une cuillerée de

    Eau . . . .   300 cent. cubes.
    Acide chlorhydrique . . . .   1 gram.
ou d'un verre à Bordeaux de
    Acide chlorhydrique. . . .   2 gram. 50.
    Sirop de limons . . . . . .   100 gram.
    Eau . . . .   Q. S. pour un litre.

4. Aller ensuite faire une cure de six semaines dans un établissement spécial d'hydrothérapie, comme

Lafoux ou Saint-Didier (au printemps ou à l'automne), Brioude, Champel ou Divonne (en été).

5. Manger le plus et le mieux possible tout ce que l'estomac digèrera.

Vie au plein air, à la campagne. Pas ou très peu de travail intellectuel.

II. — Chorée sur fond arthritique (héréditaire ou personnel)

1. Comme pour I.

2. Friction sèche tous les matins à la brosse de flanelle sur tout le corps, et trois fois la semaine, bain sulfureux à 80 gr., d'un quart d'heure.

3. A chaque repas, prendre une cuillerée de

Eau. . . . .   300 cent. cubes.
Arséniate de soude. . . . .   0,10 centigr.

Après 20 jours de traitement, 10 jours de repos. Puis prendre, pendant 20 jours, une cuillerée à chaque repas de

Eau. . . . .   300 cent. cubes.
Biphosphate de chaux. . . .   10 gram.

Dix jours de repos. Et ainsi de suite en alternant.

4. Aller faire une saison de 20 à 30 jours à Lamalou (au printemps, en été ou à l'automne) ou à Amélie-les-Bains (en hiver).

5. Comme pour I.

Eviter, de plus, le froid humide et les brusques variations de température.

III. — Chorée sur fond lymphaticoscrofuleux

1. Comme pour I.

2. Alterner, jour par jour, une immersion froide (comme 2 de I) et un bain tiède de 10 minutes avec 5 kilogram. de sel marin et une bouteille d'eaux-mères de Salies-de-Béarn : un jour l'un, un jour l'autre.

3. Pendant 20 jours, prendre le matin à 8 heures et le soir à 4 heures, dans un bol de lait, une cuillerée de

Eau	300 cent. cubes.
Iodure de sodium	10 gram.
Bromure de sodium	20 —
Chlorure de sodium	40 —

Dix jours de repos. Puis prendre pendant 20 jours une cuillerée à chaque repas de

Eau	300 cent. cubes.
Chlorure d'or et de sodium..	0,10 centigr.

Dix jours de repos. Et ainsi de suite en alternant.

4. Aller, en été, faire un long séjour au bord de la mer, et y prendre matin et soir des bains de 2 à 5 minutes.

Si la mer n'était pas supportée, aller faire une saison à Uriage, Balaruc, Salins-de-Moutiers ou Salies-de-Béarn.

5. Comme pour I.

Tous ces traitements, sauf le N° 1, devront être continués longtemps, malgré la disparition des mouvements choréiques.

Cirrhose atrophique du foie avec ascite

1. Régime lacté absolu et exclusif : toutes les deux heures, jour et nuit sauf sommeil, prendre un bol de lait.— Aucun autre aliment ni aucune autre boisson.— Ni tabac, ni alcool.

Avec chaque bol de lait, prendre un cachet contenant :

> Bicarbonate de soude..... 0,30 centigr.
> Benzonaphtol........... 0,20   —
>
> N° 60.

Quand la saison le permet, ajouter du raisin au lait (cure combinée de lait et de raisin).

2. Dix jours sur vingt, prendre, avec quatre des bols de lait, une pilule contenant

> Poudre de scille........ 0,10 centigr.
> Extrait de scille........ 0,05   —
>
> N° 40.

Les dix autres jours, prendre, dans huit des bols de lait, tous les jours, un paquet contenant

> Nitrate de potasse....... 0,50 centigr.
>
> N° 80.

Et ainsi de suite.

3. Deux fois par semaine, prendre, le soir au coucher, une pilule de 0,10 ou 0,15 centigr. d'aloès.

4. Si l'ascite est très abondante, ne marque aucune tendance à la rétrocession, produit de l'œdème des membres inférieurs et de la dyspnée, pratiquer la paracentèse.

Et immédiatement après, reprendre le régime lacté absolu, sévèrement et strictement.

5. En été, on peut aller, avec profit, faire la cure de lait et de raisin dans une des stations du fond du lac de Genève.

Cirrhose hypertrophique du foie avec ictère

1. Régime lacté: un bol de lait toutes les deux heures, jour et nuit sauf sommeil. On peut remplacer quelques bols de lait (un sur deux) par une purée maigre.

2. Dans chaque bol de lait ou avec chaque purée, prendre un verre à Madère d'eau de Vichy et un cachet contenant

Benzonaphtol . . . . . } āā 0,20 centigr.
Salol . . . . }

N° 40.

3. Tous les soirs, au coucher, prendre une pilule contenant

Extrait de belladone. . { āā 0,01 centigr.
Poudre de belladone. . {

N° 20.

4. Appliquer sur la région hépatique, d'abord des pointes de feu tous les huit jours, plus tard deux cautères.

5. En été (tant que la lésion n'est pas trop avancée), aller faire une saison à Vichy ou mieux à Châtel-Guyon (ou à Carlsbad).

6. Ni tabac, ni alcool. — Vie au plein air, sans fatigues.

Coqueluche

1. Isoler le malade autant que possible des autres enfants et des adultes à appareil respiratoire délicat. — Mais ne l'enfermer ni dans la chambre ni même dans la maison: le faire sortir tous les jours, au plein air, à la campagne.

Alimentation ordinaire, tonique.

2. Donner d'abord 1 gram. 20 d'ipéca, en trois paquets ou dans du sirop d'ipéca, en trois fois, de cinq en cinq minutes; eau tiède ensuite pour faciliter les vomissements.

Renouveler le vomitif tous les huit ou dix jours.

3. Donner quatre cuillerées par jour de

Bromure de potassium. .	2 à 10 gram.
Sirop de belladone. . . .	20 à 50 cent. cubes.
Eau de tilleul.	280 à 250 —

ou de

Antipyrine.	2 à 5 gram.
Sirop de belladone . . .	20 à 50 cent. cubes.
Eau de tilleul	280 à 250 —

et, quatre à six fois par jour, pulvériser dans la gorge une ou deux cuillerées de solution de phénosalyl, à 1 p. 100.

4. Au début de la période de déclin, changement d'air, déplacement.

5. Surveiller l'avenir respiratoire, et spécialement la tuberculisation ou les adénopathies trachéobronchiques.

[Pour les complications bronchopneumoniques, voir: *Bronchopneumonies aiguës*].

Crampe des écrivains

(Impotence fonctionnelle ou professionnelle)

1. Repos absolu au point de vue de la fonction altérée : abstention complète de toute écriture.

2. Massage régulier et méthodique quotidien de tous les muscles intervenant dans la fonction troublée.

3. Application de courants continus (5 à 10 milliampères) le long des nerfs et des muscles atteints : séance de 20 minutes tous les deux jours, avec 5 minutes de repos au milieu.

4. Prendre à chaque repas quatre à six gouttes de liqueur de Fowler et boire, en mangeant, de l'eau d'Évian additionnée de 0,50 centigram. de benzoate de lithine par litre.

5. Aller, au printemps ou à l'automne, faire une cure hydrothérapique dans un établissement spécial, et en été une saison à Lamalou.

Croup

(Maladie à déclarer)

(Isolement de 40 jours à partir du début de la maladie, premier
jour de l'invasion).

1. Appliquer très rigoureusement et dès le début les
mesures d'isolement et de désinfection (voir: *Maladies
infectieuses*) pour le malade, les linges, l'entourage et
les locaux.

2. Au début, donner 1 gram. 20 d'ipéca en trois paquets: un toutes les cinq minutes; eau tiède pour faciliter les vomissements.

Appliquer des sinapismes ou des cataplasmes sinapisés aux membres inférieurs, les remplacer ensuite
par des bottes de ouate et de taffetas ciré (du genou au
cou-de-pied).

Toutes les deux heures, donner du bouillon suivi
d'eau vineuse ou du lait additionné d'une cuillerée à
café de rhum ou de cognac; puis des œufs, de la purée
de viande crue, du jus de viande dans les potages; du
champagne, des grogs, du café au rhum...

3. Faire évaporer constamment, dans la chambre, de
l'eau phéniquée à 1 ou 1/2 p. 100, dans une casserolle
sur une veilleuse, ou une solution de phénosalyl à 2 p.
100.

Pulvériser si possible, dans la bouche, de l'eau boriquée, à 2 ou 4 p. 100, ou la solution de phénosalyl à 1
p. 100.

Badigeonner les amygdales et les fausses membranes
avec

    Camphre. . . . . 20 gram.
    Huile de ricin ou d'amandes douces . 15
    Alcool à 90°. . . . . 10 —
    Acide phénique cristallisé . . . . . 5 —
    Acide tartrique . . . . 1 —

ou avec

    Sulforicinate de soude . . . 80 gram.
    Acide phénique pur. . . . . 20 —

ou avec

    Naphtol.. . . . . 10 gram.
    Camphre. . . . . 20 —
    Glycérine. . . . . 30 —

Puis faire, si possible, avec un irrigateur, des lavages
copieux dans la gorge (la tête du malade étant penchée
en avant sur une cuvette) avec de l'eau boriquée bouillie ou avec la solution de phénosalyl à 1 pour 100. ·

4. Outre l'alimentation et les alcooliques indiqués
plus haut, donner, toutes les deux heures, une potion
avec

    Acétate d'ammoniaque . 3 à 6 gram.
    Teinture de cannelle. . . 1 à 2 —
    Eau de mélisse . . . . . 90 cent. cubes.
    Sirop de quinquina . . . 30 — —

Faire, trois ou quatre fois par jour, une injection
hypodermique d'éther ou une injection de 1 centimètre cube de

    Caféine . . . . } ãã 2 gram. 50
    Benzoate de soude . . . . . . }
    Eau distillée et bouillie. . . . . 10 cent. cubes.

Faire inhaler de l'oxygène, si possible.

5. Enfin, s'il y a de la dyspnée permanente avec ti-
rage, raucité absolue de la voix et cyanose, sans signes
de généralisation des fausses membranes au-dessous
du larynx, pratiquer la trachéotomie.

Dermatoses alimentaires

1. Commencer le traitement par une purgation : une bouteille d'eau de Villacabras, que l'on renouvellera tous les quinze jours, s'il n'y a pas, d'autre part, de contre-indication.

2. Alterner, mois par mois, les deux remèdes suivants (vingt jours de traitement et dix jours de repos tous les mois) :

      Benzonaphtol. . . . . . .   0,50 centigr.
pour un cachet. N° 40. Un à chaque repas.

      Soufre sublimé. . . . . . .   0,25 centigr.
pour un cachet. N° 40. Un à chaque repas.

Les dix autres jours de chaque mois, prendre à chaque repas cinq gouttes de liqueur de Fowler, dans le premier verre d'eau vineuse.

3. Prendre un bain (ou deux) par semaine, tiède, de 20 minutes, avec 200 gram. de sous-carbonate de soude et 500 gr. d'amidon.

4. Aller, en été, faire une cure à Molitg ou à la Bourboule, ou même aux deux stations, si c'est possible.

Diabète sucré

I. — Forme légère et moyenne

1. Régime sévère. — Pas de sucre ni de féculents sous aucune forme. — Un peu de croûte de pain, ou mieux remplacer le pain par du pain de gluten, du pain d'aleuronat ou de la pomme de terre bouillie ou au four. — Remplacer le sucre par la saccharine ou par la glycérine.

Viandes de toute espèce (même la charcuterie) et poissons de tous genres ; crustacés et mollusques. — Pas de sauces à la farine, de fritures et en général de préparation culinaire où entre de la farine.— Beaucoup d'aliments gras (du moins tous ceux qui seront digérés), sans excepter le beurre. — Œufs. Fromages.

Tous les légumes frais, sauf les carottes, les betteraves, les navets, les raves et les oignons.

Peu de fruits (pommes, poires, pêches) ; pas de cerises ni de raisins. Fruits huileux : noix, olives, amandes, pistaches, noisettes.

Boire aux repas du vin coupé avec de l'eau de Vichy ou de l'eau de Vals (sans dépasser deux verres par repas).

Dans l'intervalle des repas, boire de la décoction de quinquina, à 15 gram. par litre (ébullition de 15 à 20 minutes).

2. Tous les jours, douche froide, en jet, de 30 secondes, sur tout le corps sauf la tête, suivie d'une friction sèche, à la brosse, sur tout le corps, et d'une promenade.

Vie au plein air ; exercices du corps ; promenades, escrime, équitation, bicyclette, gymnase, *sans surmenage.* — Peu ou pas de travaux intellectuels. — Pas de préoccupations morales. — Ni tabac, ni alcool. Aucun excès.

Climats tempérés en général et climats chauds en hiver.

Analyser l'urine, doser le sucre et l'urée par 24 heures, au moins tous les mois ; voir s'il y a de l'albumine et si l'urine ne donne pas la réaction rouge rubis au perchlorure de fer. (Ceci s'applique à tous les cas de diabète).

3. Tous les ans, saison à Vichy.

II. — *Cas plus graves*

1, 2 et 3. Comme pour I.

4. Ajouter dans l'eau de table alternativement (mois par mois), 4 gram. de bicarbonate de soude et 0,50 centigr. de benzoate de lithine par bouteille et prendre tous les jours (avec les aliments) une à cinq pilules contenant chacune :

Arséniate de soude......	0,002 milligr.	
Extrait thébaïque........	0,03 centigr.	
Extrait de valériane	0,02	—

N° 60.

une par jour les premiers jours ; augmenter d'une tous les 5 jours jusqu'à 5 par jour ; puis redescendre de la même manière. Et ainsi de suite, en oscillant de 1 à 5 et de 5 à 1 par jour.

III. — Formes nerveuses avec grande polyurie

1, 2 et 3. Comme pour I.

4. Prendre tous les jours une à quatre cuillerées de

Eau......................	300 cent. cubes.
Bromure de sodium........	20 gram.
Antipyrine................	10 —

et une à quatre pilules contenant chacune :

Sulfate de strychnine. . . . 0,001 milligr.

N° 20

une cuillerée et une pilule par jour les premiers jours ;
augmenter d'une cuillerée et d'une pilule tous les cinq
jours jusqu'à 4 par jour ; puis redescendre de la même
manière. Et ainsi de suite, en oscillant de 1 à 4 et de 4
à 1 par jour.

IV. — Vieux diabète. Asthénie progressive. Amaigrissement profond. Cachexie imminente.

1. Beaucoup moins de sévérité dans le régime ; y
permettre beaucoup plus de variété.

2. Prendre à chaque repas, une pilule contenant deux
milligram. et demi de sulfate de strychnine et une
cuillerée de

Eau.	300 cent. cubes.
Arséniate de soude. . . .	0,05 à 0,10 centigr.

3. Boire aux repas de l'eau de Bussang ou de l'eau de
Pardina.

4. Faire tous les matins, sur tout le corps, une friction sèche à la brosse ou une lotion froide suivie d'une
friction sèche.

5. Vivre à la campagne, au plein air, sans travailler

ni fatiguer, à l'abri des températures extrêmes et des variations trop brusques.

6. Aller, en été, faire une station à Royat ou à la Bourboule.

V. — Glycosurie décroissante, presque nulle ou nulle. Albuminurie. Œdèmes. Urines à faible densité, avec peu d'urée.

1. Permettre le lait dans le régime, en prescrire même de plus en plus.

Arriver à ne boire que du lait aux repas comme boisson habituelle en mangeant.

Arriver même au régime lacté absolu et exclusif : un bol de lait toutes les deux heures, jour et nuit, sauf sommeil. Aucun autre aliment ni aucune autre boisson.

2. A quatre reprises, tous les jours, dans le lait, prendre une cuillerée à café de

Teinture de kola. . . ⎱ ãã 50 cent. cubes
Teinture de coca. . . ⎰
Acide citrique . . . .   1 gram.
Arséniate de soude. . . . .   0,05 centigr.

3. Faire, matin et soir, une injection hypodermique de 1 centimètre cube de

Caféine . . . . ⎱ ãã 2 gram. 50
Benzoate de soude . . . . ⎰
Eau distillée bouillie.   Q. S. p. 10 cent. cubes.

ou de

Phosphate de soude pur . . .   10 gram.
Sulfate de soude pur. . . . .   5 —
Chlorure de sodium pur . . .   2 —
Acide phénique neigeux . . .   0,50 centigr.
Eau distillée bouillie.   Q. S. p. 100 cent. cube

7

4 et 5. Comme pour IV.

6. En été, cure d'air et d'altitude dans les Cévennes, les Alpes ou les Pyrénées.

VI. — Diabète avec tuberculose pulmonaire

1. Régime très tonique et médiocrement sévère. Permettre le lait.

2. Trois fois par jour, prendre un verre à liqueur de

Vin de quinquina . . . . . .   Un litre

Arséniate de soude. . . . .   0,15 centigr.

3. Matin et soir, prendre, en lavement, un demi-verre d'eau chaude, dans lequel on aura émulsionné, avec un jaune d'œuf, une cuillerée de

Créosote pure . . . .   50 gram.

Huile d'olives . . . .   Un demi-litre

4 et 5. Comme pour IV.

6. Aller, en été, faire une station à Royat, la Bourboule ou Ems, ou plus souvent une cure d'air à 7 ou 800 mètres au-dessus du niveau de la mer.

VII. — Accidents acétonuriques. Coma diabétique

1. Dès la constatation de la réaction rouge au contact de l'urine et du perchlorure de fer ou l'apparition de l'odeur acétonique de l'haleine, modifier profondément le régime alimentaire : instituer un régime mixte au lieu du régime exclusif (lait, pain...).

2. Donner, toutes les trois heures, 2 gram. de bicarbonate de soude et 0,25 centigr. de benzonaphtol. Assurer au moins une selle quotidienne.

3. Faire une injection hypodermique de 5 centim.

cubes de serum artificiel (3 de V), et les jours suivants, une matin et soir, de 1 centimètre cube.

4 et 5. Comme pour IV.

6. Inhalations d'oxygène : 5 à 10 litres par vingt-quatre heures.

Dysenterie

(Maladie à déclarer, si elle est épidémique)

1. Prendre, le matin à jeun, une bouteille d'eau de Rubinat.

2. Ensuite prendre du lait toutes les deux heures et, avec chaque bol de lait, un cachet contenant :

Benzonaphtol . . . . . | ãã 0,25 centigr.
Benzoate de bismuth . . |

N° 60.

3. Si cela ne suffit pas, prendre, en plus, toutes les deux heures (l'heure intercalaire), une cuillerée de

Ipéca . . . . 4 à 6 gram.

Faire infuser dans

Eau. . . . . 100 cent. cubes.

Passer et ajouter :

Sirop diacode. . . . . . 30 cent. cubes.

4. Prendre, matin et soir, un lavement d'eau boriquée (un demi-litre à un litre à 2 pour 100), suivi d'un lavement d'un demi-litre de décoction de graines de lin, additionné de 1 à 10 gram. de benzoate de bismuth et de dix gouttes de laudanum de Sydenham.

5. Après l'amélioration, ne revenir que très progressivement à l'alimentation mixte et ordinaire.

Continuer très longtemps les cachets antiseptiques.

6. Prendre, pour la désinfection des selles, les précautions indiquées au mot *Maladies infectieuses* (2 de I).

7. Aller, l'été suivant, faire une saison à Plombières.

————

Dyspepsies

I. — Dyspepsie atonique avec dilatation moyenne de l'estomac

1. Régime: Trois repas par jour, à heures très fixes, le matin à 8 heures, à midi et à 8 heures du soir. Absolument rien dans l'intervalle des repas, sous aucune forme.

Le matin, deux œufs à la coque. A midi, un plat de viande froide ou très cuite, un plat de poisson bouilli ou de légumes verts bien cuits, des fruits cuits. Le soir, même menu avec une purée de légumes en plus. Pas de gibier, de charcuterie, de crustacés, de sauces, ni de bouillons clairs.

Boire, aux repas, du vin blanc coupé avec de l'eau de Bussang, en petite quantité, strictement à la soif, avec un verre à Bordeaux.

Mastiquer avec soin et bien insaliver les aliments.

2. A chacun de ces trois repas, prendre un cachet contenant :

Naphtol.	0,20 centigr.
Benzonaphtol.	0,30 —
	N° 60.

et une cuillerée à café de

Eau.	150 cent. cubes.
Sulfate de strychnine.	0,05 centigr.

ou une cuillerée de

Eau.	300 cent. cubes.
Acide chlorhydrique	1 gram.

ou un verre à Bordeaux de

Acide chlorhydrique. . . . .   2 gram. 50
Sirop de limons . . . . . . ·   100 —
Eau . . . . Q. S. pour 1 litre.

3. Tous les matins, friction sèche et massage de tout le corps (ventre compris).

Ou mieux, s'il n'y a pas de contre-indication d'autre part, douche froide quotidienne de 20 secondes, en jet brisé sur tout le corps, sauf la tête, en jet plein sur les membres inférieurs, suivie d'une friction sèche et d'une promenade (ou d'un séjour au lit de 3/4 d'heure, si la promenade était impossible).

Vie au plein air; exercices du corps; pas de sédentaréité ni de travail cérébral exagéré.

4. En été, saison à Vals, Royat ou Vichy.

5. Tous les 15 jours, faire un lavage de l'estomac, le matin à jeun, pour voir l'état des digestions de la veille.

Tous les 15 jours (en intercalant avec le lavage), faire ingérer, le matin, une cuillerée à café d'acide tartrique et une cuillerée à café de bicarbonate de soude pour apprécier les dimensions de l'estomac.

II. — Dilatation (forte) de l'estomac

1. Essayer tout le traitement (1, 2 et 3) de I; si cela ne suffit pas :

2. Faire, tous les jours d'abord, trois fois la semaine ensuite, un lavage de l'estomac avec de l'eau additionnée de bicarbonate de soude, à 4 grammes par litre, ou d'acide borique à 2 p. 100.

3. Faire régulièrement et méthodiquement masser

la région stomacale et appliquer des courants continus
faibles, puis moyens, un pôle au bas de la colonne vertébrale, l'autre sur l'estomac : 5 à 10 milliampères :
une séance tous les deux jours.

4. Si tout cela ne suffit pas, régime lacté absolu et
exclusif: une tasse de lait toutes les deux heures, jour
et nuit sauf sommeil; aucun autre aliment ni aucune
autre boisson.

5. Dilater tous les 15 jours l'estomac avec le mélange
effervescent (5 de I).

[Tous ces traitements, quels qu'ils soient, doivent
être continués fort longtemps et n'être modifiés, sus-
pendus ou interrompus que sur ordre médical].

III.— *Dyspepsie atonique et douloureuse*

1. Même régime que pour I, sauf la proscription des
liquides qui sera moins rigoureuse.

2. A chacun des trois repas, mêmes cachets que pour
I (2); les faire suivre d'une cuillerée de

Eau chloroformée saturée. . .	150 cent. cubes.
Eau de tilleul.	100 —
Sirop de fleurs d'oranger. . . .	50 —

ou de

Eau	300 cent. cubes.
Bromure de strontium pur . .	20 gram.

ou d'une pilule contenant :

Extrait gras de cannabis .	0,015 milligr.

ou une cuillerée de

Chlorhydrate de cocaïne . .	0,50 centigr.
Eau.	300 cent. cubes.

3. Même hygiène que 3 de I.

4. En été, saison à Royat.

IV. — Dyspepsie avec vomissements

1. Comme régime, essayer celui de I (1), en remplaçant l'eau de Bussang par de l'eau de Seltz ou toute la boisson par du champagne frappé.

Si ce régime n'est pas supporté, prendre, comme unique aliment, toutes les deux heures, un bol de lait glacé; ne revenir à l'alimentation mixte et au régime ordinaire que quand les vomissements auront totalement disparu.

2. Un quart d'heure avant chaque repas, prendre une cuillerée d'eau chloroformée (III, 2) ou une cuillerée à café de sirop de morphine.

Si c'est nécessaire, prendre, dans l'intervalle des repas, une cuillerée à café, toutes les deux heures, de

Menthol . . . . 1 gram.
Alcool . . . . 20 —
Sirop . . . . 30 —

3. Faire des pulvérisations d'éther sur le creux épigastrique, ou appliquer une mouche sur la même région; ou encore faire une injection hypodermique d'un demi-centigr. de chlorhydrate de morphine avec un demi-milligr. de sulfate neutre d'atropine.

Si tout cela ne suffisait pas, faire le lavage de l'estomac et introduire ensuite les aliments avec la sonde: 100 à 400 gram. de poudre de viande par jour, délayés avec du sirop de punch dans une suffisante quantité de lait pour que le mélange soit bien liquide. (Souvent, il suffit, pour l'alimentation, d'introduire la sonde dans l'œsophage, sans pénétrer dans l'estomac.)

V. — *Dyspepsie avec constipation opiniâtre*

1. Même régularité de repas que pour I, mais avec une beaucoup plus grande latitude pour le choix des aliments. — Beaucoup de légumes verts, de fruits; pain de son.

Aller à la selle, ou tout au moins essayer d'y aller, tous les jours à la même heure.

2. A chaque repas, prendre un cachet contenant :

Cascara sagrada. . . . . . .   0,25 centigr.

N° 40.

ou

Naphtol . . . .   0,20 centigr.
Magnésie calcinée.   0,30   —

N° 40.

ou une cuillerée à café de

Soufre sublimé . . . . ⎫
Crème de tartre. . . . . ⎬ ãã
Magnésie calcinée. . . . . ⎭

et, tous les soirs, au coucher, une pilule contenant :

Poudre de belladone. . . ⎫
Extrait de belladone . . . ⎬ ãã 0,01 centigr.

N° 20.

ou

Poudre de belladone. . . ⎫
Extrait de belladone. . . ⎬ ãã 0,01 centigr.
Podophyllin . . . . ⎭

N° 20.

ou : tous les matins, à jeun, un verre d'eau de Châtel-Guyon (source Gübler), en deux fois, à demi-heure d'intervalle, et un grand verre mélangé avec le vin à chaque repas principal.

(Ces divers moyens peuvent être alternés, de 10 en 10 jours par exemple, et alors continués très long-temps).

3. Comme 3 de I.

4. En été, saison à Châtel-Guyon.

[Pour le cas d'*Occlusion intestinale*, voir co·mot].

VI.— Dyspepsie avec diarrhée

1. Repas à heures toujours très régulières, uniquement composés de purées (sans bouillon), viandes crue, grillée ou rôtie, œufs à la coque. — Vin coupé avec de l'eau de Vichy (Hauterive ou Saint-Yorre).

2. A chaque repas, prendre quatre gouttes de

Gouttes noires anglaises. . . $\Big\}$ ãā 5 gram.
Gouttes amères de Baumé .

ou un cachet contenant :

Benzonaphtol . . . . $\Big\}$ ãā 0,25 centigr.
Benzoate de bismuth . . . .

3. Boire dans l'intervalle des repas, par gorgée, de temps en temps:

Blancs d'œufs . . . . N° 4.

délayer dans

Eau · . . . . 1 litre.

passer à travers un linge fin et ajouter

Eau distillée de fl. d'oranger. . 10 gram.

ou

Acide lactique. . . . . 10 gram.
Rhum. . . . . 40 —
Sirop de coings . . . . 100 —
Laudanum de Sydenham. . . X à XX gouttes.
Eau. . . . . · Q. S. pour un litre.

4. Si cela ne suffisait pas, ajouter, après chaque selle, un quart de lavement additionné de quatre à six gouttes de laudanum de Sydenham.

5. Si c'était encore insuffisant, instituer le régime

lacté absolu et exclusif : toutes les deux heures, jour et nuit sauf sommeil, prendre un bol de lait, et, avec chaque bol de lait, un cachet comme au N° 2 ou une cuillerée de

Eau . . . . 300 cent. cubes.
Acide lactique. . . . . 5 gram.

6. En été, saison à Plombières.

VII.— Dyspepsie acide (hyperchlorhydrique)

1. Trois repas par jour, à heures très fixes (7 ou 8 h. matin, 11 h. ou midi, 7 ou 8 h. soir), spécialement composés de légumes verts bien cuits, œufs, laitage; peu de viande et seulement bien cuite; peu de féculents et seulement en purées; pas d'alcool ni d'assaisonnements. Lait ou thé léger comme boisson.

2. A la fin de chacun de ces trois repas, et chacune des deux heures qui suivent les deux principaux repas, soit sept fois par jour, prendre un paquet contenant:

Bicarbonate de soude. . . . . 2 gram.
Craie préparée. . . . . 1 —
N° 60.

3. En été, aller faire une saison à Vals ou à Vichy.

VIII. — Dyspepsie hypochlorhydrique

1. Trois repas par jour, bien réglés comme heures, comme pour VII, et composés spécialement de viandes (bien divisées), bouillon, œufs, laitage, vin ou boissons légèrement alcooliques, laitage, poisson blanc.

2. A chaque repas (et s'il le faut au commencement et à la fin de chaque repas), prendre une cuillerée de

Eau. . . . . 300 cent. cubes.
Acide chlorhydrique . . . . 1 gram.

ou un verre à Bordeaux de

Acide chlorhydrique. . . . .   2 gram. 50
Sirop de limons . . . .   100 —
Eau . . . .   Q. S. pour un litre.
3 et 4. Comme pour I.

Recommandation commune à VII et à VIII. — S'il y a des vomissements spontanés, les filtrer sur un linge fin et envoyer à un chimiste, en le priant de déterminer la réaction et de doser l'acidité totale et l'acide chlorhydrique.

En dehors de cela, faire prendre, tous les 15 jours, le matin à jeun, un repas d'épreuve composé de 35 à 70 gram. de pain blanc et de 300 gram. de thé léger un peu sucré. Une heure après, évacuer le contenu de l'estomac avec la sonde et envoyer, comme ci-dessus, au chimiste, pour déterminer la réaction, l'acidité totale et l'acide chlorhydrique.

IX. — *Dyspepsie avec anorexie*

1. Heures de repas toujours très régulières ; mais grande latitude pour le choix des aliments : le malade peut manger tout ce qu'il digère et dont il a envie.

2. Avec le premier repas, prendre une cuillerée à café de

Teinture de kola. . . . . . }
Teinture de coca. . . . . . } aa 50 cent. cubes
Acide citrique. . . . .   un gram.

et avec chacun des deux autres repas, une cuillerée de vin de gentiane ou une cuillerée à café de

Teinture de noix vomique . .   5 gram.

Gouttes amères de Baumé .
Teinture de gentiane. . . . } ãã 10 —

Teint. de rhubarbe comp. .
Eau dist. de laurier-cerise . } ãã 20 —

Eau de menthe. . . .   Q. S. p. 100 cent. cubes.

3. Vie au plein air; exercices du corps sans surmenage.

Friction sèche et massage sur tout le corps, ou, si c'est possible, hydrothérapie tous les jours.

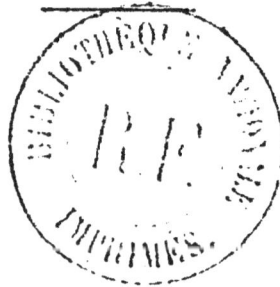

Embarras gastrique fébrile

Le premier jour, prendre 1 gr. 20 d'ipéca en trois paquets : un paquet toutes les 5 minutes ; boire un peu d'eau tiède lors des nausées et des vomissements. — Après la cessation des vomisssements, bouillon ou lait toutes les deux heures.

Le deuxième jour, prendre une bouteille d'eau de Villacabras, le matin à jeun.

Ce jour-là et les jours suivants, tant qu'il y a de la fièvre, prendre, toutes les deux heures (jour et nuit sauf sommeil), du lait ou un bouillon avec du jus de viande (eau vineuse à la suite).

Avec chacun de ces petits repas, prendre un cachet contenant :

Naphtol. . . . . |
Benzonaphtol . . . . | ãã 0,10 centigr.

N° 40.

Après la cessation de la fièvre, augmenter progressivement et lentement l'alimentation, en continuant les cachets et en ajoutant deux cuillerées par jour de

Vin de quinquina. . . . . Demi-litre.

Liqueur de Fowler. . . .)
Teinture de Baumé. . .) ãã 5 gram.

Endocardites aiguës

I.— Endocardite aiguë rhumatismale

1. Séjour au lit dans une chambre aérée, mais à température égale.

Boire du lait toutes les deux heures, jour et nuit sauf sommeil. Aucun autre aliment ni aucune autre boisson.

2. Appliquer sur la région précordiale quatre à six ventouses scarifiées et, aux membres inférieurs, des sinapismes et des cataplasmes sinapisés et ensuite de grandes bottes de ouate et de taffetas ciré, depuis le pied jusqu'au genou.

3. Toutes les deux heures, à l'heure intercalaire du lait, prendre une cuillerée de

Feuilles de digitale . . . . 0,30 centigr.
Faire infuser dans

Eau . . . . 100 cent. cubes.
Réduire à 90, passer et ajouter

Sirop simple . . . . 30 cent. cubes.

4. Le soir, à 10 h. et à minuit, prendre un cachet contenant :

Poudre de Dower . . . . . 0,50 centigr.
                              N° 10.

5. Plus tard, appliquer sur la région précordiale une série de vésicatoires, des pointes de feu ou même un cautère (ou deux).

(Voir ensuite le mot Cardiopathies chroniques).

II. — *Endocardite infectieuse (ulcéreuse) aiguë*

1. Comme pour I, en ajoutant du rhum dans le lait :
40 gram. par vingt-quatre heures.

2. Comme pour I.

3. Prendre cinq fois par jour, avec le lait, un cachet
contenant

Bromhydrate de quinine . .   0,20 centigr.

N° 20.

et, quatre autre fois avec le lait, un cachet contenant :

Benzonaphtol . . . .   0,50 centigr.

N° 16.

4. Puis faire tous les jours 2 à 4 injections hypodermiques de 1 centimètre cube de

Caféine. . . . . }
Benzoate. . . . . } āā 2 gr. 50.

Eau distillée bouillie. Q. S. pour 10 cent. cubes.

Entérite pseudomembraneuse

1. Régime mixte et varié : on peut manger toute espèce d'aliments, sauf intolérance idiosyncrasique pour certains.

2. A chaque repas, prendre un cachet contenant :

Benzonaphtol. . . . . 0,50 centigr.

N° 40.

et, dans de l'eau vineuse, une cuillerée à café de

Teinture de kola. . . . . ⎫ ãã 50 cent. cubes.
Teinture de coca. . . . . ⎭

Acide citrique. . . . . 1 gram.

Arséniate de soude. . . . . 0,05 centigr.

3. Tous les matins, après un lavage intestinal à l'eau boriquée (à 2 p. 100), lavement avec une longue canule d'un demi-litre à un litre d'eau additionnée de 5 à 10 gram. de bicarbonate de soude.

4. Au printemps et à l'automne, six semaines d'hydrothérapie : douche froide quotidienne, de 20 à 30 secondes, en jet, sur tout le corps sauf la tête, suivie d'une friction sèche et d'une promenade (ou d'un séjour au lit suivant la saison et l'état des forces).

En été, saison à Plombières.

5. S'assurer, avant tout traitement, s'il s'agit de la femme, de l'intégrité de l'appareil génito-ovarien, et, au besoin, provoquer l'examen d'un spécialiste.

Dans les deux sexes, rechercher et traiter, s'il y a lieu, la neurasthénie (voir ce mot).

Epilepsie

I. — Névrose comitiale

1.   Bromure de potassium . . . .   100 gram.
         Arséniate de soude . . . . .   0,15 centigr.
         Eau . . . .   1 litre.

Prendre aux repas : une cuillerée par jour pendant
cinq jours ; deux cuillerées pendant cinq jours, et ainsi
de suite, en augmentant d'une cuillerée tous les cinq
jours jusqu'à cinq par jour. — Puis redescendre d'une
tous les cinq jours jusqu'à deux : remonter à cinq. —
Et ainsi de suite : osciller de deux à cinq et de cinq à
deux cuillerées par jour.

Continuer cela pendant très longtemps et avec une
exactitude absolue, sans manquer un seul jour et sans
interrompre sous aucun prétexte, sauf avis médical.

2. Prendre aussi à chaque repas un cachet contenant:
         Benzonaphtol. . . . . . .   0,50 centigr.
                                            No 40.

3. Tous les soirs, au coucher, prendre une pilule
contenant :
         Poudre de belladone . . . ⎫
         Extrait de belladone . . . ⎬ ãã 0,01 centigr.
                                       ⎭
                                            N° 20.

4. Tous les matins, lotion froide à l'éponge sur tout
le corps, sauf la tête ; sécher rapidement et se remettre
au lit pendant trois quarts d'heure.

5. Pas de travail intellectuel. Aucune préoccupation.
Vie au plein air. Ni tabac ni alcool. Aucun excès.

II. — Epilepsie jacksonienne

1. Bromure de potassium . . . .   100 gram.
    Iodure de potassium . . . .   30 —
    Arséniate de soude . . . . .   0,15 centigr.
    Eau . . . .   1 litre.

Aux repas : une à 4 cuillerées et puis 4 à une cuillerée, en montant ou descendant d'une cuillerée tous les
cinq jours.

2. Borate de soude . . . . . .   0,50 centigr.
pour un cachet :   N° 40.
prendre tous les jours autant de cachets que de cuillerées de bromure et au même moment.

Pour les malades (les enfants notamment) qui ne savent pas avaler les cachets :

    Borate de soude . . . . . .   10 gram.
    Glycérine . . . .   Q. S. pour la solution.
    Sirop d'éc. d'or. amères . .   300 cent. cubes.

Prendre tous les jours autant de cuillerées de ce sirop que de cuillerées de solution bromurée, et au même
moment.

3. Appliquer des pointes de feu ou, s'il y a lieu, un
cautère à la nuque.

4 et 5. Comme pour I.

Erysipèle de la face

(Maladie à déclarer)

1. Isoler le malade dans une chambre aérée et maintenue à une température uniforme.

Prendre toutes les dispositions générales indiquées au mot : *Maladies infectieuses.*

2. Tenir le malade au lit.

Donner, toutes les deux heures, jour et nuit sauf sommeil, un bol de lait ou un bol de bouillon.

3. S'il y a de l'embarras gastrique, donner 1 gram. 20 d'ipéca en trois paquets : un toutes les cinq minutes. Eau tiède ensuite pour faciliter les vomissements.

4. Avec chaque prise de lait ou de bouillon, prendre un cachet contenant :

Benzonaphtol . . . . } ãã 0,20 centigr.
Salol . . . . }

Dans l'intervalle, boire, comme tisane, de l'eau de veau ou de l'eau additionnée de 0,01 centigr. de tartre stibié par litre.

5. Saupoudrer les parties atteintes avec

Benzoate de bismuth . . . . } ãã
Poudre d'amidon. . . . . . }

(Usage ext.)

6. Si la fièvre prend le caractère rémittent, donner, tous les jours, trois à cinq cachets contenant chacun :

Bromhydrate de quinine . .   0,20 centigr,

7. A la fin de la maladie, prendre une purgation (eau de Villacabras ou de Rubinat).

Commencer ensuite l'alimentation progressive : jus de viande, bouillon à la boule; œufs, poisson, etc.

Tous les jours, 2 à 3 cuillerées à café de

        Teinture de kola . . . $\Big\{$ ãã 50 cent. cubes.
        Teinture de coca . . .

        Acide citrique . . . . 1 gram.
        Arséniate de soude. .   0,05 centigr.

ou 2 à 3 cuillerées de

        Extrait alcool. de quinquina. . 6 gram.
        Arséniate de soude. . . . . . 0,05 centigr.
        Glycérine neutre. . . . . . . 50 cent. cubes.
        Sirop d'éc. d'or. amères . . . 250   —

Fièvre intermittente paludéenne (Malaria)

I. — Fièvre intermittente (non pernicieuse) avec embarras gastrique

Donner 1 gram. 20 d'ipéca en 3 paquets : 1 paquet toutes les 5 minutes. — Donner de l'eau tiède dès l'apparition des nausées pour faciliter les vomissements et empêcher les envies de vomir à vide.

Ensuite donner :

    Bromhydrate de quinine . . . 1 gram.

divisé en 3 cachets.

Le premier cachet 10 heures, le deuxième 8 heures et le troisième 6 heures avant l'heure présumée de l'accès.

Si les cachets échouaient, donner :

    Sulfate de quinine . . . . . . 1 gram.
    Acide tartrique. . . . . 0,50 centigr.
    Eau. . . . . 45 cent. cubes

en trois fois, de 2 en 2 heures, 10, 8 et 6 heures avant l'accès.

[Chez les enfants, le sel de quinine sera donné en poudre dans du café].

Continuer la quinine régulièrement, aux heures ci-dessus, jusqu'à la disparition complète (au thermomètre) de trois accès consécutifs.

A ce moment, suspendre.

Reprendre ensuite 1 gram. de quinine (en 3 fois) tous les 8 jours, le jour de la semaine correspondant au dernier jour d'administration continue.

Continuer cela un mois ou deux, suivant l'ancienneté de la maladie.

Les six autres jours de la semaine, prendre à chaque repas une cuillerée de

Eau. . . . . 300 cent. cubes.
Acide arsénieux . . . . . . 0,05 centigr.

et boire, demi-heure avant chaque repas, une tasse de la décoction suivante :

Quinquina . . . . 15 gram.
Écorces d'oranges amères . . 10 —

Faire bouillir dans 1 litre d'eau pendant 15 à 20 minutes ; passer et laisser refroidir.

II. — *Fièvre intermittente très grave (pernicieuse)*

Faire immédiatement (quelle que soit la période de l'accès) une injection hypodermique (en quatre piqûres) de

Bromhydrate de quinine . . . 1 gram.
Acide tartrique. . . . . 0,55 centigr.
Eau distillée bouillie . Q. S. pour 4 cent cubes
de solution.

S'il y a adynamie et tendance au collapsus, couvrir les membres de sinapismes, faire toutes les demi-heures une injection hypodermique d'éther et donner toutes les demi-heures une cuillerée de la potion suivante, dans une infusion chaude de tilleul et de feuilles d'oranger :

Acétate d'ammoniaque . . . 5 gram.
Teinture de cannelle . . . . 10 --
Eau de tilleul . . . . . . {
Eau de mélisse . . . . . { ãã 45 cent. cubes.
Sirop de fl. d'oranger. . . . 30 —

Dès la défervescence de l'accès (apparition des

sueurs, descente du thermomètre), injecter sous la peau une nouvelle dose d'un gramme de quinine.

Quand on est maître de l'accès, continuer l'administration de la quinine par la voie gastrique et suivre les règles I.

III. — Intoxication paludéenne chronique (diathèse) avec engorgement du foie et de la rate.

Dans les périodes d'accès, employer la quinine suivant les règles ci-dessus.

En dehors de ces périodes, prendre, vingt jours par mois (pendant fort longtemps), une cuillerée à chaque repas de

Vin de quinquina . . . .   1 litre.
Liqueur de Fowler. . . . . . .   10 gram.

Vie au plein air, loin des marais. — Friction sèche tous les matins sur les quatre membres. — Manger le plus et le mieux possible. — Repos physique et moral.,

Aller, en été, faire une saison à Vichy.

IV. — Cachexie paludéenne

Mêmes règles pour les périodes d'accès.

En dehors de cela, prendre, vingt jours par mois, à chaque repas, un cachet contenant:

Fer réduit. . . . .   0,10 centigr.
                              N° 40.

et, immédiatement après, une cuillerée de

Eau . . . .   300 cent. cubes
Acide chlorhydrique . . . . .   1 gram.

ou un verre à Bordeaux de

Acide chlorhydrique . . . . .   2 gr. 50
Sirop de limons. . · . . . . .   100 gram.
Eau . . . .   Q. S. pour un litre

Tous les matins, douche froide de 30 secondes, en jet brisé sur tout le corps, en jet plein sur la colonne vertébrale, le foie, la rate et les membres inférieurs.

Aller, en été, faire une saison à la Bourboule.

V. — Complications respiratoires de la fièvre intermittente (fièvre pneumo-paludéenne)

Mêmes règles de traitement que pour la fièvre intermittente non accompagnée.

Si la lésion locale (pulmonaire) résiste, appliquer *loco dolenti* un vésicatoire de 8 sur 10 centimètres de côté, fortement camphré et recouvert d'un papier de soie huilé.

Plus tard, s'il y a lieu, appliquer, tous les huit jours, des pointes de feu superficielles sur la région thoracique atteinte.

Fièvre typhoïde

(Maladie à déclarer)

I. — Période de début à diagnostic encore incertain.

Voir : *Embarras gastrique fébrile.*

II. — Forme légère

1. Toutes les deux heures, jour et nuit sauf sommeil, prendre un bol de lait ou de bouillon additionné de jus de viande et suivi d'un peu d'eau vineuse.

Avec chacun de ces petits repas, prendre un cachet contenant :

Naphtol	0,10 centigr.
Benzonaphtol.	0,20 —

N° 60.

2. Matin et soir, bain tiède à 30° centigr. de 10 minutes; à la suite, sécher rapidement, sans frotter, et placer le malade dans un lit propre.

3. Ne pas craindre de laisser boire, à la soif, dans l'intervalle des petits repas, de l'eau vineuse ou de l'infusion de tilleul et d'oranger.

III. — Forme moyenne

Même régime et mêmes cachets (II, 1).

Trois bains par jour *ut supra* (II, 2).

Dans l'intervalle, trois lotions tièdes à l'éponge, suivies comme les bains.

IV. — Forme grave

Même régime et mêmes cachets (II, 1).

Un bain *ut supra* (II, 2) toutes les 3 heures jour et nuit.

V. — Fièvre typhoïde avec hypotension cardiovasculaire très marquée

Ajouter au traitement IV une injection hypodermique, matin et soir, d'un centimètre cube de la solution suivante :

Caféine . . . . } āā 2 gram. 50
Benzoate de soude . . . . }
Eau distillée et bouillie. . . Q. S. pour 10 centim.
cubes de solution.

(Voir le mot : *Hypotension artérielle*.)

VI. — Fièvre typhoïde avec complications cérébro-spinales (forme ataxoadynamique)

Même régime, mêmes cachets et mêmes bains que IV.

De plus, à la fin de chaque bain, faire une affusion froide en versant un arrosoir d'eau, de très près, sur la tête.

VII. — Fièvre typhoïde avec complications respiratoires

Même régime, mêmes cachets et mêmes bains que IV.

De plus, donner toutes les deux heures (l'heure qui sépare les repas) une cuillerée de

Ergotine. . . . . 2 gram.
Julep simple. . . . . 120 cent. cubes.

et appliquer sur la partie malade un vésicatoire, recouvert d'un papier de soie huilé, que l'on pansera ensuite avec la ouate hydrophile antiseptique.

VIII. — *Fièvre typhoïde avec diarrhée très abondante*

1. Lait toutes les deux heures (sans bouillon).
2. Mêmes bains que IV.
3. Donner, le matin, un verre à Bordeaux de Janos (un seul jour) et ensuite, tous les jours, avec chaque prise de lait, un cachet contenant :

> Benzonaphtol . . . . . .   0,20 centigr.
> Benzoate de bismuth . . .   0,30   —
>   N° 40.

IX. — *Recommandations générales*

à ajouter à toutes les consultations (II à VII) concernant la fièvre typhoïde. Voir : *Maladies infectieuses ; procédés généraux de désinfection.*

X. — *Fièvre typhoïde à la période de convalescence*

Diminuer le nombre des bains au fur et à mesure que la température descend. Quand elle est au-dessous de 38°, on peut supprimer le bain suivant.

L'apyrexie n'est constituée que quand le thermomètre est matin et soir au-dessous de 37°. Alors seulement on commencera à alimenter en substituant les potages aux bouillons, en ajoutant les œufs à la coque, puis la cervelle, la mie de pain, les soupes, la viande bien cuite, le poisson, etc.

Continuer tout ce temps à prendre régulièrement les

températures et ne faire de nouveaux progrès dans l'alimentation que quand le progrès précédent n'a amené aucune élévation thermique.

XI. — Eschares de la fièvre typhoïde

Très grande propreté des draps qui doivent être aussi bien tendus que possible.

Laver trois fois par jour, avec de l'eau boriquée à 4 p. 100 et saupoudrer ensuite largement avec de la poudre d'iodoforme desodoré ou d'iodol.

XII. — Convalescences traînantes

Prendre deux fois par jour, avec les repas, une cuillerée de

Vin de quinquina . . . | ãã 250 cent. cubes.
Vin de gentiane. . . . |
Liqueur de Fowler . . .   5 gram.

et deux fois par jour, avec les repas aussi, une cuillerée de

Extrait hydroalcoolique de kola. .   10 gram.
Sirop d'écorces d'oranges amères.   300 cent. cubes.

XIII. — Recommandations générales

Pendant tout le cours de la fièvre typhoïde, quelle que soit la forme, analyser l'urine, au moins deux fois par semaine: albumine?, dosage de l'urée, quantité d'urine par vingt-quatre heures.

Fièvres éruptives

(Rougeole, scarlatine, variole)

(Maladies à déclarer)

(Isolement de 40 jours à partir du début de la maladie, premier jour de l'invasion, pour la scarlatine, la variole et la varioloïde; et de 16 jours pour la rougeole et la varicelle).

1. Isoler le malade dans une chambre bien aérée et maintenue à une température uniforme; prendre toutes les précautions de désinfection indiquées au mot: *Maladies infectieuses*. — Dans le cas de variole, revacciner immédiatement tout le personnel de la maison, de la famille et même, si possible, de la localité.

(L'isolement ne devra cesser qu'après la guérison très complète, une ou deux sorties à l'air libre et un grand bain général, dans les délais ci-dessus).

Tenir le malade au lit et lui donner toutes les deux heures, jour et nuit sauf sommeil, du bouillon ou du lait (dans la scarlatine, exclusivement du lait). — Dès que la fièvre est tombée, ajouter du jus de viande, puis des œufs et arriver progressivement, mais assez vite, à une alimentation tonique.

Dans l'intervalle des petits repas indiqués, boire de l'infusion chaude de tilleul avec une feuille d'oranger. Aucun autre traitement s'il n'y a pas d'indication particulière ni de complication.

Ausculter tous les jours (surtout dans la rougeole) et

analyser l'urine tous les deux jours (surtout dans la scarlatine).

2. S'il y a de l'embarras gastrique au début, ne pas employer de purgatif, mais donner 1 gram. 20 d'ipéca en trois paquets, un toutes les 5 minutes ; eau tiède à la suite pour faciliter les vomissements.

Si l'embarras gastrique avec anorexie persiste au déclin et dans la convalescence, donner, trois matins de suite, un verre d'eau de Janos.

3. Si l'éruption se fait mal ou trop lentement, donner, toutes les deux heures, une cuillerée de

Acétate d'ammoniaque.. . . . 5 à 10 gram.
Teinture d'aconit. . . . . Douze à quinze gouttes.
Eau de tilleul. . . . . 90 cent. cubes.
Sirop de fleurs d'oranger. . . 30 —

Appliquer des sinapismes aux membres ou bien les envelopper dans de grands cataplasmes sinapisés (moitié farine de lin, moitié moutarde), que l'on remplace ensuite par des bottes ou des manchons de ouate et de taffetas ciré.

4. S'il y a des phénomènes nerveux graves (spécialement dans la variole), donner, toutes les deux heures, une cuillerée de

Extrait thébaïque. . . . . . . 0,05 à 0,10 centigr.
Liqueur d'Hoffmann. Vingt à quarante gouttes.
Eau de tilleul. . . . . . . 90 cent. cubes.
Sirop de fleurs d'oranger. . 30 —

5. S'il y a collapsus ou tendance au collapsus ou adynamie profonde, mettre dans le lait du rhum ou du cognac (2 verres à liqueur par 24 heures) et trois fois par jour une cuillerée à café de

Teinture de kola. . . . . . {
Teinture de coca. . . . . . { āā 50 cent. cubes.
Acide citrique. . . . . . .   1 gram,
Arséniate de soude· . . .   0,05 centigr.

Faire des injections hypodermiques d'éther (2 à 4 par jour) ou de la solution suivante:

Caféine . . . · . . . . . . } āā 2 gram. 50
Benzoate de soude ˎ . . . }
Eau distillée et bouillie . . . Q. S. pour 10 cent.
                                  cubes de solution.

(1 à 4 centim. cubes par jour);
  Ou de

Phosphate de soude pur . . . . 10 gram.
Sulfate de soude pur. . . . . . . 5 —
Chlorure de sodium pur . . . . . 2 —
Acide phénique neigeux. . . . . 0,50 centigr.
Eau distillée et bouillie. . Q. S. pour 100 cent.
                              cubes.

(1 à 5 centim. cubes par jour.)

Faire, trois ou quatre fois par jour, des inhalations d'oxygène : un quart d'heure chaque fois avec des repos toutes les 2 ou 3 minutes.

6. Si la convalescence est lente et traînante, forcer l'alimentation tonique (jus de viande, viande crue en purée ou en boulettes....), boire de l'eau d'Orezza ou de Pardina aux repas, prendre 1 à 3 verres à liqueur par jour de

Extrait alcool. de quinquina. . . 6 gram.
Arséniate de soude. . . . . . . 0,05 centigr.
Glycérine neutre . . . . 50 cent. cubes.
Sirop d'éc. d'oranges amères. . 250   —

Vie au plein air. — Voyage sur le littoral méditerranéen si c'est en hiver, dans les Alpes si c'est en été.

(Pour les complications, voir les mots correspondants, comme *Bronchopneumonies, Néphrite aiguë....*)

Furonculose

En dehors du traitement chirurgical, qui sera appliqué quand les furoncles seront entièrement constitués:

1. Prendre, toutes les semaines, un bain sulfureux de 10 minutes à 80 gram. et un bain amidonné (à 500 gram.) et alcalin (à 200 gram. de sous-carbonate de soude) de 20 minutes.

Laver, matin et soir, avec la solution de phénosalyl à 2 p. 100, les régions actuellement ou récemment atteintes.

Au début de chaque furoncle, on ajoutera plusieurs fois par jour une pulvérisation sur la région atteinte avec la même solution de phénosalyl à 2 p. 100.

2. A chaque repas, prendre un cachet contenant:

Benzonaphtol. . . . . 0,50 centigr.

N° 40.

et, tous les huit jours, le soir au coucher, une pilule de 0,10 à 0,15 centigr. d'aloès.

3. Analyser l'urine (glucose ?) à chaque poussée furonculeuse.

Gastroentérite des enfants du premier âge

(Dyspepsie des nouveau-nés, du sevrage et de la dentition. — Cholera infantilis).

I. — Pendant l'allaitement

1. Supprimer toute alimentation autre que le lait de la nourrice. Régler rigoureusement les tétées toutes les deux heures.

2. Après chaque tétée, donner une cuillerée à café d'eau seconde de chaux et, si l'enfant a trop soif dans l'intervalle des tétées, permettre quelques cuillerées à café d'eau de Vichy (Hauterive ou Saint-Yorre).

Si cela ne réussit pas, donner, après chaque tétée, une cuillerée de

   Eau sucrée. . . . . 300 cent. cubes.
   Acide lactique . . . . 5 gram.

et en permettre quelques cuillerées entre les tétées.

3. Donner, matin et soir, un bain tiède de 5 à 10 minutes.

Maintenir constamment sur le ventre un cataplasme mince de farine de lin, entre deux linges.

Administrer, matin et soir, un lavement de décoction de graines de lin.

4. Vie au plein air, à l'abri des excès de température. Éviter spécialement les chaleurs et, si on est en été, envoyer l'enfant à la montagne dans un climat frais d'altitude moyenne.

II. — Après le sevrage

1. Régler les repas d'une manière absolument sévère : toutes les trois heures, un œuf à la coque, une purée et un bol de lait.

Si cela ne suffit pas, régime lacté absolu. Avoir une bonne vache (dont on surveille l'alimentation, à la campagne) ou une ânesse et donner, toutes les deux heures, une tasse ou un bol de lait, jour et nuit sauf sommeil. Aucun autre aliment ni aucune autre boisson.

2. Comme pour I, en remplaçant les tétées par les prises de lait ci-dessus.

3 et 4. Comme pour I.

III. — Cas graves

1. Si le régime lacté n'est pas supporté, supprimer le lait et donner toutes les deux heures de la purée de viande crue avec un peu de bouillon froid.

2. Après ces petits repas et dans l'intervalle, donner par gorgées le mélange suivant :

Acide lactique	5 gram.
Laudanum de Sydenham. . .	Une goutte.
Rhum ou cognac	30 gram.
Sirop de coings.	50 —
Eau.	Q. S. pour un demi-litre.

3 et 4. Comme pour I.

En été et dans le Midi, le déplacement immédiat de l'enfant vers la montagne s'impose et peut le ressusciter, même mourant.

IV. — Après la maladie

1. Surveiller très sévèrement et pendant très longtemps le régime de l'enfant. Régler toujours les repas très exactement comme heure et comme composition. Ne rien permettre entre les repas sous aucune forme et sous aucun prétexte.

Maintenir longtemps au lait, aux œufs, purées de viandes, farines alimentaires diverses. N'arriver que plus tard aux aliments ordinaires.

Éviter la diarrhée et la constipation. Assurer une selle régulière quotidienne.

2. A chaque repas, donner une cuillerée à café, à dessert ou à soupe (suivant l'âge), de

        Biphosphate de chaux. . . .   10 gram.

        Eau. . . . .   300 cent. cubes.

3. Deux fois par an, donner à domicile vingt bains tièdes de 10 minutes avec 3 à 5 kilogrammes de sel marin et une demi-bouteille à une bouteille d'eaux-mères de Salies-de-Béarn : un tous les jours.

Tout le reste de l'année, lavage à l'eau froide très rapide, sur tout le corps, tous les matins.

Vie extérieure au plein air. Peu de travail intellectuel. Exercices du corps, gymnase, sans surmenage.

4. En été, saison à la mer; séjour prolongé au bord de la mer et deux bains par jour de 5 à 10 minutes; ou saison à Salies-de-Béarn, Salins-de-Moutiers, Balaruc ou eaux semblables (traitement purement externe).

Goutte

I. — Crise articulaire aiguë

1. Séjour au lit dans une chambre bien aérée et maintenue à une température uniforme.

Toutes les deux heures, jour et nuit sauf sommeil, prendre un bol de lait.

2. Toutes les deux heures, prendre une cuillerée de

Salicylate de soude.. . . . .   2 à 4 gram.
Eau de tilleul. . . . . . .   90 cent. cubes.
Sirop de fleurs d'oranger .   30   —

et, dans l'intervalle, boire comme tisane de l'eau de Vittel ou d'Evian additionnée de 0,50 centigr. de benzoate de lithine par litre.

3. Oindre les articulations malades avec

Baume tranquille . . . . |
Laudanum de Sydenham. . . . | ãã
Chloroforme . . . . |

                              (Us. ext.)

et les envelopper de ouate.

4. Prendre, le soir au coucher, une pilule contenant

Poudre de belladone . . |
Extrait de belladone . . | ãã 0,01 centigr.

                  N° 20.

et, au besoin, le matin, un verre à Bordeaux de Janos.

II. — Crise subaiguë, prolongée

1. Repas composés de œufs, purées de légumes secs, légumes verts cuits, lait.

2. Deux fois par jour, avec les repas, prendre une cuillerée de

> Eau . . . .   300 cent. cubes.
> Salicyl. de lithine . . . . .   10 gram.

et, tous les huit jours, le soir au coucher, prendre une pilule de 0,10 à 0,15 centigr. d'aloès.

3. Demi-heure avant chaque repas, prendre un demi-verre d'eau de Vichy (Hauterive ou Saint-Yorre).

4. Frictionner les articulations malades avec du baume opodeldoch ou les badigeonner avec de la teinture d'iode : flanelle autour de l'articulation.

III. — En dehors des crises

1. Ni gibier, ni alcool, ni tabac. Aucun excès.

Peu de travail intellectuel. Pas de sédentaréité. Vie au plein air. Exercices du corps : marche, chasse, escrime, gymnastique.

Friction tous les matins, sur tout le corps, à la brosse de flanelle.

Viandes en quantité modérée et plutôt des viandes blanches bien cuites; œufs; beaucoup d'aliments végétaux : légumes verts bien cuits, purées de légumes secs. Peu de pain. Beaucoup de fruits.

Vin blanc coupé avec de l'eau de Vittel, d'Evian ou de Contrexeville comme boisson habituelle aux repas.

2. Vingt jours par mois, prendre, demi-heure avant chaque repas, un verre à Bordeaux d'eau de Vichy (Hauterive ou Saint-Yorre) additionnée de 0,25 centigr. de benzoate de lithine ;

Et, tous les huit jours, le soir au coucher, prendre une pilule de 0,10 à 0,15 centigr. d'aloès.

3. Deux fois par an, au printemps et à l'automne, prendre, à domicile, 25 bouteilles d'eau de Vittel (Grande Source) ou d'Evian : tous les matins, une bouteille, entre les deux déjeuners, par demi-verre, de demi-heure en demi-heure, en promenant dans l'intervalle.

4. En été, aller faire une saison à Vichy.

5. Analyser l'urine tous les mois.

Grippe

I. — *Forme ordinaire, nerveuse*

Si la langue est sale et qu'il y ait des nausées, donner 1 gr. 20 d'ipéca en 3 paquets, un paquet toutes les 5 minutes (avec un peu d'eau tiède ensuite).

Envelopper, en même temps, les pieds et les chevilles avec de la ouate ou du taffetas ciré.

Après les vomissements, donner toutes les deux heures du bouillon ou du lait, et toutes les deux heures (l'autre heure) une cuillerée de

Antipyrine.	2 gram.
Teinture d'aconit	Quinze gouttes
Eau de tilleul.	90 cent. cubes
Sirop de fleurs d'oranger. . .	30 —

Au déclin, donner, le matin à jeun, une bouteille d'eau de Villacabras.

Alimenter ensuite progressivement et donner à chaque repas une cuillerée de

Extrait alcool. de quinquina .	6 gram.
Glycérine neutre	50 cent. cubes
Sirop d'éc. d'or. amères. . .	250 —
Arséniate de soude	0,10 centigr.

Vie au plein air, à la campagne, à l'abri des variations brusques de temps et des températures extrêmes.

II. — *Forme respiratoire*

Commencer le traitement comme I, par l'ipéca et la potion à l'antipyrine et à l'aconit.

Ou mieux, après l'ipéca, donner trois ou quatre fois

par jour, dans une infusion chaude de tilleul et d'oranger, une cuillerée de

> Eau. . . . . 200 cent. cubes.
> Sirop de polygala. . . . . . . 100 —
> Benzoate de soude. . . . . . 20 gram.

Puis, quand la toux est fréquente, quinteuse et pénible, donner quatre à cinq cuillerées par jour (dans du lait chaud) de

> Eau dist. de laur.-cerise. . . 100 gram.
> Teinture d'aconit. . . . . . . Cent gouttes.
> Sirop de Tolu . . . Q. S. pour un demi-litre.

Quand la toux devient plus humide et que les crachats commencent à se former, donner toutes les deux heures une cuillerée de

> Kermès minéral . . . . 0,20 centigr.
> Looch blanc . . . . 90 cent. cubes.
> Sirop diacode. . . . . 30 —

S'il y a de la bronchopneumonie, donner toutes les deux heures une cuillerée de

> Ipéca . . . . 2 gram.

Faire infuser dans ·

> Eau . . . . 100 cent. cubes.

Réduire à 90, passer et ajouter :

> Sirop de polygala. . . . . . . 30 —

S'il y a de l'asthénie respiratoire, alterner cette potion d'ipéca avec la suivante :

> Julep simple . . . . 120 cent. cubes.
> Ergotine. . . . . 2 gram.

et donner comme tisane du café additionné de rhum.

Localement, appliquer tous les jours de la teinture d'iode et des ventouses sèches, et, si cela ne suffit pas, un vésicatoire (ou même une série de vésicatoires), après analyse préalable de l'urine et constatation de l'absence d'albumine.

III.— Forme gastro-intestinale

Administrer d'abord le vomitif (1 gram. 20 d'ipéca), puis le purgatif (30 à 45 gram. de sulfate de soude).

Ensuite donner avec chaque petit repas un cachet contenant :

Benzonaphtol . . . . 0,20 centigr.
Benzoate de bismuth . . . 0,30 —
N° 40.

Alimenter avec des œufs, de la viande grillée ou rôtie et du lait (pas de bouillon).

Si la diarrhée persiste, instituer le régime lacté absolu et exclusif : un bol de lait toutes les deux heures, jour et nuit sauf sommeil ; aucun autre aliment ni aucune autre boisson.

Avec chaque bol de lait, prendre une cuillerée de

Eau . . . . 300 cent. cubes.
Acide lactique . . . . 5 gram.

IV. — Forme circulatoire (asthénie cardiaque et hypotension artérielle)

Donner toutes les deux heures une cuillerée de

Eau sucrée . . . . 120 cent. cubes.
Caféine . . . . } àà 1 gram.
Benzoate de soude . . . . . }

Si cela n'est pas toléré ou est insuffisant, faire, deux à quatre fois par jour, une injection hypodermique d'un centim. cube de

Caféine . . . . } à 2 gram. 50.
Benzoate de soude . . . . }

Eau distillée et bouillie. Q.S. pour faire 10 cent.
cubes de solution.

Joindre des inhalations d'oxygène (10 litres par vingt-quatre heures, par séances de 5 minutes) et, au besoin, quelques injections hypodermiques d'éther.

(Voir le mot *Hypotension artérielle*.)

V. — Convalescence

S'il persiste des névralgies, prendre 2 à 3 cachets par jour, aux repas, contenant chacun

Bromhydrate de quinine . 0,25 centigr.
N° 20.

En dehors de cela, boire de l'eau d'Orezza, de Pardina ou de Renlaigue comme boisson habituelle aux repas avec le vin.

Prendre à chaque repas une cuillerée de

Extrait hydroalcool. de kola. . 10 gram.
Sirop d'écorces d'or. amères . 300 cent. cubes.

ou une cuillerée à café de

Teinture de kola . . . . . } à 50 cent. cubes.
Teinture de coca . . . . . }

Acide citrique . . . . 1 gram.
Arséniate de soude. . . . . 0,05 centigr.

et (s'il n'y a plus de toux) prendre, tous les matins, une douche froide de 30 secondes, en jet brisé sur tout le corps, en jet plein sur les membres inférieurs, suivie d'une friction sèche et d'une promenade.

Changer de climat et, pour vivre au plein air, aller dans une station à climat tempéré.

Hypotension artérielle. Collapsus

I. — Hypotension artérielle par faiblesse du myocarde : diminution du premier bruit cardiaque, tachycardie, embryocardie.... (fièvre typhoïde ou tuberculose pulmonaire, par exemple).

1. A l'alimentation voulue par la maladie initiale, ajouter de l'alcool : 1 à 3 verres à liqueur par 24 heures de rhum, cognac, kirsch ou chartreuse.

2. Toutes les deux heures, donner une cuillerée de

Acétate d'ammoniaque. . . . . 8 gram.

Teinture de cannelle.   . . . . 5 —

Eau de tilleul. . . . . ⎫ āā 45 cent. cubes.
Eau de mélisse. . . . . . . ⎭

Sirop de fleurs d'oranger. . . . 30   —

3. Deux à quatre fois par jour, faire une injection hypodermique de 1 centimètre cube de

Caféine. . . . . ⎫ āā 2 gram. 50.
Benzoate de soude. . . . . . ⎭

Eau distillée et bouillie. . .   Q. S. pour 10 cent.
cubes.

ou de

Phosphate de soude pur. . . . 10 gram.

Sulfate de soude pur. . . . . .   5 —

Chlorure de sodium pur . . .   2 —

Acide phénique neigeux. . . . 0,50 centigr.

Eau distillée bouillie. . .   Q. S. pour 100 cent.
cubes.

ou de

Camphre. . . . . 10 gram.

Huile d'olives pure stérilisée. . Q. S. pour 100
cent. cubes.

II. — Hypotension artérielle d'origine périphérique: embryocardie sans tachycardie, diminution du second bruit cardiaque; défaut de tonus artériel; artériosclérose.

1. Régime ordinaire. Pas de gibier, de charcuterie, de viandes faisandées. Lait comme boisson habituelle aux repas.

Ni tabac ni alcool.

2. Prendre tous les jours (quatre jours de chaque semaine) 1, puis 2, puis 3, puis 4 paquets contenant chacun :

Ergot de seigle fraîchement pulvérisé.. 0,25 centigr.

N° 10.

ou faire, tous les jours, une injection hypodermique de 1 centimètre cube d'ergotine.

III. — Hypotension artérielle aiguë dans une cardiopathie chronique: hyposystolie sans dégénérescence avancée du myocarde.

1. Régime lacté absolu et exclusif: toutes les deux heures, jour et nuit sauf sommeil, prendre un bol de lait. Aucun autre aliment ni aucune autre boisson. Dans chaque bol de lait, ajouter une cuillerée à café de rhum, cognac, kirsch ou chartreuse;

Ou, en tous cas, boire le plus de lait possible, en y joignant des œufs (crus ou à la coque), de la viande crue (en jus, purée ou boulettes), des purées maigres.

2. Toutes les deux heures, l'heure intercalaire, prendre une cuillerée de

Feuilles de digitale. . . . . .   0,50 centigr.
Faire infuser dans

Eau . . . .   100 cent. cubes.
Réduire à 90 ; passer et ajouter :

Sirop de fleurs d'oranger. . . .   30 cent. cubes.
ou par gorgées, dans la journée, une macération de 1 gram. de feuilles de digitale dans un quart de litre d'eau.

Ne continuer cela que trois à cinq ou six jours, en surveillant, et passer ensuite à IV.

[Examiner les urines (albumine?) avant de commencer l'administration de la digitale].

IV. — *Hypotension artérielle habituelle subaiguë dans les cardiopathies chroniques*

1. Régime mixte. Manger toute espèce d'aliments, sauf le gibier, la charcuterie et les mets faisandés. Lait aux repas comme boisson habituelle, avec un verre à Bordeaux de vin pur à la fin de chaque repas.

2. Donner à chaque repas une cuillerée à café de

Sulfate de spartéine. . . .   0,50 centigr.
Eau. . . . .   150 cent. cubes.
ou faire, matin et soir, une injection hypodermique avec 1 centimètre cube de

Caféine. . . . . }
Benzoate de soude. . . . . . }   ãã 2 gram. 50.
Eau distillée bouillie.   Q. S. pour 10 cent. cubes.

Hystérie

A. Hystérie sans manifestations actuelles autres que les stigmates.

I. — Forme légère avec anémie

1. Tous les matins, lotion froide à l'éponge sur tout le corps, sauf la tête, suivie d'une friction sèche et (suivant les forces du malade) d'un séjour au lit ou d'une promenade de trois quarts d'heure ;

Ou immersion rapide (entrer et sortir) et totale (jusqu'au cou) dans une baignoire d'eau froide, suivie comme la lotion ;

Ou, si c'est possible à réaliser dans de bonnes conditions, douche froide de 30 secondes, en jet brisé sur tout le corps, en jet plein sur les membres inférieurs, suivie d'une friction sèche, d'un massage et d'une promenade.

Continuer cela toute l'année, sauf dans les périodes de très grand froid.

2. Au milieu de chaque repas, prendre un cachet contenant :

Fer réduit.	0,10 centigr.
	N° 40.

et, immédiatement après, une cuillerée de

Eau.	300 cent. cubes.
Acide chlorhydrique.	1 gram.

ou un verre à Bordeaux de

Acide chlorhydrique, ...	2 gram. 50.
Sirop de limons.	100 —
Eau.	Q. S. pour 1 litre.

Continuer cela vingt jours par mois, pendant longtemps.   .

3. Manger le plus et le mieux possible tout ce que
l'estomac digèrera, à des heures absolument régulières,
sans rien prendre, sous aucune forme, entre les repas.

Vivre au plein air, à la campagne. Vie physique ;
exercices du corps. Pas de veilles, de vie mondaine, de
romans.

II. — Forme moyenne

1. Tous les matins, douche froide et, tous les soirs,
immersion froide, suivant la formule ci-dessus (I, 1).

2. Même traitement interne et, en plus, prendre tous
les soirs, au coucher, une pilule contenant :

> Oxyde ou valérianate de zinc.   0,05 centigr.
> Extrait de belladone . . .)
> Poudre de belladone . . .) ãã 0,01   —
>
> N° 20.

3. Même régime et même hygiène physique et morale que pour I.

4. Au printemps et à l'automne, aller, tous les ans,
faire une cure de six semaines dans un établissement
spécial d'hydrothérapie.

En été, aller faire une saison d'un mois à Lamalou,
Bagnères-de-Bigorre, Néris, Ragatz ou Ussat.

III. — Forme grave

1. Extraire immédiatement (quelle que soit la saison)
le malade de son milieu familial et social ordinaire, et
le placer, sans famille, dans un établissement spécialement consacré au traitement de ces malades.

Là, le laisser sous la direction assidue, absolue et exclusive du médecin-directeur.

2. Tous les matins, immersion ou piscine froide ; le soir, bain tiède prolongé, de 3/4 d'heure à 1 h. 1/2, avec 500 gram. d'amidon.

Plus tard, douche froide le matin, et immersion ou piscine le soir.

Ensuite, douche froide matin et soir.

3. Electrothérapie statique : tous les jours, séance de tabouret, de 10 à 30 minutes.

4. Mêmes prescriptions internes que 2 de I.

IV. — Hystérie sur fond arthritique (héréditaire et personnel)

1. Mêmes prescriptions d'hygiène morale et physique et d'hydrothérapie que pour I, II ou III (suivant la gravité).

2. A l'intérieur, alterner, mois par mois, les deux solutions suivantes, une cuillerée à chaque repas :

a. Eau . . . . 300 cent. cubes.
    Iodure de potassium . . . . . 10 gram.
b. Eau . . . . 300 cent. cubes.
    Salicyl. de lithine . . . . . . 10 gram.

Vingt jours de traitement et dix jours de repos chaque mois.

Tous les mois, prendre une purgation pendant les dix jours de repos.

3. Si l'hydrothérapie froide est mal supportée, la faire tiède ou chaude ou donner des bains sulfureux à 80 gr., de 10 minutes.

4. Comme station hydrominérale d'été, choisir plus spécialement Lamalou ou Ragatz.

10

V. — *Hystérie sur fond scrofulo-tuberculeux (héréditaire et personnel)*

1. Mêmes prescriptions d'hygiène morale et physique que pour I, II ou III (suivant la gravité).

2. N'employer l'hydrothérapie qu'avec d'infinis ménagements et en surveillant les sommets de très près et très assidûment.

Si l'hydrothérapie froide est mal supportée ou s'il y a quelque signe de tuberculose commençante, remplacer l'hydrothérapie par des bains quotidiens de 10 minutes avec 5 kilogrammes de sel marin et une bouteille d'eaux-mères de Salies-de-Béarn.

3. A l'intérieur, donner, le matin et à 4 heures du soir, dans un bol de lait, une cuillerée de :

Eau. . . . . 300 cent. cubes.
Iodure de sodium . . . . . 10 gram.
Bromure de sodium . . . . 20 —
Chlorure de sodium . . . . 40 —

et, à chaque repas principal, une cuillerée de

Arséniate de soude. . . . . . . 0,10 centigr.
Biphosphate de chaux . . . 10 gram.
Eau . . . . 300 cent. cubes.

4. Comme eaux minérales, aller plutôt à Bagnères-de-Bigorre ou Royat.

VI. — *Hystérie avec lésion utéro-ovarienne*

1. Associer au traitement général des cas précédents le traitement spécial de la lésion génitale.

2. Choisir, comme eaux minérales, Sylvanès, Ussat, Plombières ou Saint-Sauveur.

B. Hystérie à manifestations actuelles

VII.— Manifestations multiples, variées, à succession plus ou moins rapide

1. Mêmes prescriptions d'hygiène physique et morale.

2. Bains tièdes prolongés (de 1 heure à 1 heure et demie) : deux par jour, avec 500 gram. d'amidon' et 200 gram. de sous-carbonate de soude.

3. Matin et soir, dans une tasse d'infusion de feuilles d'oranger, prendre une cuillerée de

Bromure de strontium pur .   20 gram.
Eau . . . .   300 cent. cubes.

et, à chaque repas, une pilule contenant :

Oxyde ou valérianate de zinc   0,05 centigr.
Extrait de jusquiame   0,03   —
Extrait de belladone   0,01   —

N° 40.

Si cela ne suffisait pas, donner, matin et soir, un lavement avec 1 gram. d'assa fœtida émulsionné avec un jaune d'œuf dans quelques cuillerées d'eau chaude.

5. Plus tard, hydrothérapie (*ut supra*) et Néris ou Bagnères-de-Bigorre.

VIII. — Manifestations tenaces, uniques ou peu nombreuses (paralysie, contracture, anesthésie, aphonie..) : hystérie locale.

1. Hypnotisme. Endormir, si possible, le malade par la fixation du regard, et une fois le sommeil obtenu (ou tout au moins l'état suggestible), ordonner la dis-

parition de la manifestation symptomatique et la non
réapparition ultérieure de ce phénomène ou de tout
autre.

2. Si le malade n'est pas hypnotisable ou si la suggestion échoue, appliquer le gros aimant de Charcot ou
essayer sur une zone anesthésiée des plaques de divers
métaux : une fois le métal utile déterminé, en continuer
et en régulariser l'emploi *intus* et *extra*

3. Faire en même temps tout le traitement général III.

4. En dehors de ces moyens dirigés contre la localisation de l'hystérie, appliquer aussi la médication générale *A* contre la névrose elle-même.

IX. — *Attaques*

1. Surveiller le malade, le maintenir au lit, si possible, ou sur un matelas par terre ; enlever tout ce qui
peut gêner la circulation ou la respiration.

Aspersions d'eau froide sur la figure.

Inhalation d'éther ou de chloroforme en petite quantité.

2. Si l'attaque se prolonge, comprimer une des zones
hystérofrenatrices, si on les connaît d'avance.

Si on ne les connaît pas, essayer la compression
successive de chacun des deux ovaires (ou des deux
fosses iliaques) ou des deux testicules.

3. Mieux encore, appliquer les doigts sur les paupières fermées du malade, tâcher de le maintenir ainsi et
d'obtenir le calme et le sommeil hypnotique.

Ordonner alors le repos, puis le réveil sans crise et
la disparition totale définitive des attaques.

4. On peut aussi appliquer les courants galvaniques,
en intervertissant brusquement le courant.

5. Si les attaques sont épileptiformes, administrer les bromures alcalins, à la dose quotidienne progressive de 2 à 8 grammes.

X. — *Manifestations douloureuses, insomnie*

1. Prendre, quatre fois par jour, un quart d'heure avant le repas, un paquet de 0,50 centigr. d'antipyrine dans un verre à Bordeaux d'eau de Vichy;

Ou, si cela ne suffit pas, prendre quatre fois par jour, au même moment, un cachet contenant:

Antipyrine.	0,50 centigr.
Extrait thébaïque	0,025 milligr.

2. Si cela ne suffit pas ou si l'estomac ne le supporte pas, faire, matin et soir, une injection hypodermique de

Chlorh. de morphine . .	0,10 centigr.
Sulfate neut. d'atropine .	0,005 milligr.
Eau distillée et bouillie .	Q.S. pour 10 cent. cubes de solution.

une demi-seringue ou une seringue chaque fois. — Le médecin fera lui-même l'injection et ne livrera jamais la seringue au malade.

3. Le soir au coucher, et, si c'est nécessaire, une ou deux fois après, de demi-heure en demi-heure, prendre un cachet de 0,50 centigr. de sulfonal, ou, dans une demi-tasse d'infusion de feuilles d'oranger, une cuillerée de

Hydrate de chloral. . . . }	ãã 8 gram.
Bromure de sodium . . . . }	
Extrait de jusquiame. . . . }	ãã 0,08 centigr.
Extrait de chanvre indien. }	
Julep simple. . . . Q. S. pour 120 cent. cubes.	

XI. — Anorexie hystérique

1. Isoler immédiatement et sans hésitation le malade comme dans 1 de III.

2. Surveiller attentivement les sommets, renouveler l'examen fréquemment et appliquer le 2 de III tant qu'il n'y a rien de suspect.

3. Joindre l'hypnotisme, si c'est nécessaire et possible (1 de VIII).

4. Régler les repas mathématiquement et à heures fixes : toutes les trois heures, jour et nuit sauf sommeil, un bol de lait ; ensuite y joindre 40 à 50 gram. de purée de viande crue et un œuf ou deux à la coque. Plus tard, ajouter des purées, de la volaille, du poisson...

5. Si c'est nécessaire, ne pas hésiter à recourir à la sonde et à l'alimentation par ce moyen.

Ictère simple
(Catarrhal, infectieux, bénin)

1. Prendre 1 gram. 20 d'ipéca, en trois paquets : un toutes les cinq minutes. Eau tiède ensuite pour faciliter les vomissements.

Le lendemain matin, à jeun, une bouteille d'eau de Rubinat.

2. Régime maigre : lait, purées de légumes secs, légumes verts bien cuits, fruits cuits, laitage. Plus tard, un peu de viande bien cuite.

Boire aux repas de l'eau de Vichy (Hauterive ou St-Yorre) additionnée de 15 gram. de sulfate de soude par litre.

3. Prendre à chaque repas un cachet contenant :

Naphtol. . . . .
Benzonaphtol. . . . . $\Big\}$ āā 0,25 centigr.
Salol. . . . .

N° 40.

et le soir, au coucher, une pilule contenant :

Extrait de belladone . . . .
Poudre de belladone. . . . $\Big\}$ āā 0,01 centigr.
Podophyllin ou évonymin.

N° 20.

4. Tous les matins, grand lavement d'eau froide.

5. A la fin, de nouveau, une bouteille d'eau de Rubinat, le matin, à jeun ; et le lendemain, grand bain tiède de 20 minutes avec 200 gram. de sous-carbonate de soude et 500 gram. d'amidon.

6. Si l'ictère a été tenace ou à répétition, aller, l'été suivant, faire une saison à Vichy ou Châtel-Guyon.

7. Surveiller toujours de près le tube digestif et, au moindre symptôme, donner un purgatif et reprendre l'usage des cachets antiseptiques (N° 3).

Insomnie nerveuse apyrétique

(Si l'insomnie est sous la dépendance d'une douleur,
de la fièvre..,, le traitement de la cause prime tout)

1. Avant le repas du soir, qui devra être composé
exclusivement d'aliments légers, prendre un grand bain
tiède, de trois quarts d'heure à une heure et demie,
avec une décoction de 500 gram. de tilleul, 200 gram.
de sous-carbonate de soude et 500 gram. d'amidon.

2. Trois heures après le repas du soir (et l'heure suivante, si c'est nécessaire), prendre, dans une tasse
d'infusion de feuilles d'oranger, une cuillerée de

Bromure de potassium. . { āā 10 gram.
Hydrate de chloral . . . . {

Extrait de jusquiame . . . { āā 0,10 centigr.
Extrait de chanvre indien }

Julep simple . . . .   150 cent. cubes.

ou un cachet contenant :

Sulfonal. . . . .   0,50 centigr.
                                    Nº 20.

ou une pilule contenant :

Extrait thébaïque . . . . . .   0,05 centigr.
Extrait de belladone.   0,01   —
Extrait de jusquiame   0,02   —
                                    N₀ 20.

Intoxication saturnine

I. — Colique saturnine

1. Prendre, toutes les deux heures, une pilule contenant :

Extrait thébaïque . . . .   0,025 milligram.
Extrait de belladone. . .   0,01 centigr.
N° 5.

et, toutes les deux heures, l'autre heure, une cuillerée
de

Huile de ricin. . . . . .   }
Huile d'amandes douces..   } āā 30 cent. cubes.
Sirop de limons.   60   —
Huile de croton tiglium. . .   Une goutte.

Arrêter l'administration dès qu'il y aura une selle.

2. Si la douleur ne se calme pas, faire une ou plusieurs injections hypodermiques d'un centim. cube de

Chlorh. de morphine . . .   0,10 centigr.
Sulfate neutre d'atropine .   0,005 milligr.
Eau distillée bouillie . . .   10 cent. cubes.

et, si la constipation persistait, donner un lavement
avec 15 gram. de sulfate de soude dans une infusion de
8 gram. de follicules de séné.

3. Au besoin, donner un bain tiède prolongé (de
demi-heure à trois quarts d'heure), avec 500 gram.
d'amidon.

II. — En dehors des coliques : saturnisme chronique

1. Vingt bains sulfureux, à 80 gram., de 10 à 20 minutes, alternés avec 20 bains de vapeur de 10 minutes, un jour l'un, un jour l'autre.

2. Vingt jours par mois, prendre à chaque repas, dans de l'eau vineuse ou de la bière, une cuillerée de

Iodure de potassium . . . .   10 gram.
Eau. . . . .   300 cent. cubes.

3. Supprimer, si possible, ou diminuer le plus possible la cause de l'intoxication.

Grande propreté des mains ; un bain tiède, de 20 minutes, toutes les semaines.

Supprimer complètement et définitivement le tabac et l'alcool.

4. S'il y avait de la paralysie des extenseurs ou en général de la polynévrite, ajouter à tout le traitement ci-dessus :

a. De l'électrothérapie : courants continus, faibles, puis moyens, sur les muscles et nerfs malades ; une séance tous les deux jours.

Massage méthodique des muscles atteints, l'autre jour.

b. Pointes de feu tous les dix jours le long des nerfs malades et de la colonne vertébrale.

c. Aller, en été, faire une saison à Lamalou, Aix-les-Bains ou Aulus.

Lithiase biliaire

I. — Colique hépatique franche, aiguë

1. Placer le malade dans un grand bain tiède, où il pourra séjourner trois quarts d'heure, une heure ou une heure et demie, et qu'on pourra renouveler dans la soirée.

2. Donner toutes les heures, ou même toutes les demi-heures, une cuillerée de

Eau chloroformée saturée. .	150 cent. cubes.
Eau de tilleul	100 —
Sirop de fleurs d'oranger . .	50 —

ou, si ce n'était pas toléré par l'estomac, faire inhaler, à différentes reprises espacées, une vingtaine de gouttes de chloroforme sur un mouchoir et faire une injection hypodermique d'un centimètre cube de

Chlorhydrate de morphine .	0,10 centigr.
Sulfate neutre d'atropine . .	0,005 milligr.
Eau distillée bouillie	10 cent. cubes.

3. Quand l'estomac le tolère, donner 2 à 400 cent. cubes d'huile d'olives, par verre à Madère toutes les demi-heures ou tous les quarts d'heure (en l'additionnant de quelques gouttes d'essence de menthe et d'une demi-cuillerée à café de cognac) ;

Ou, si l'huile n'était pas tolérée, la glycérine : une à trois cuillerées (de demi-heure en demi-heure).

4. Alimenter avec du bouillon froid, ou mieux du lait froid en quantité variable suivant la tolérance de l'estomac ou des glaces faites avec une ou deux parties de crème pour une partie de bouillon à la boule.

5. Provoquer une selle par un lavement de 15 gram. de sulfate de soude dans une infusion de 8 gram. de follicules de séné.

II. — *Colique hépatique subaiguë, prolongée*

1. Tous les matins, donner un verre à Bordeaux d'huile d'olives, additionné d'essence de menthe et de cognac, et tous les soirs, un bain tiède de trois quarts d'heure à une heure.

2. Quatre fois par jour, cinq à dix gouttes de teinture de boldo, et, matin et soir, une pilule contenant :

Podophyllin ou évonymin . ⎫
Extrait de belladone. . . . ⎬ aa 0,01 centigr.
Poudre de belladone. . . . ⎭

N° 20.

3. Comme alimentation, prendre, toutes les deux heures, un bol de lait, additionné d'une ou deux cuillerées d'eau de Vichy, additionnée elle-même de 15 gram. de sulfate de soude par litre.

III. — *Dans l'intervalle des crises*

1. Vivre beaucoup au plein air, faire beaucoup d'exercice : marche, escrime, chasse. Pas de profession sédentaire, de travail intellectuel forcé, de préoccupations morales..,

Tous les matins, friction sèche et massage sur tout le corps, précédée ou non d'une lotion froide rapide.

2. Régime surveillé : beaucoup de légumes verts et de toute espèce ; très peu de sucre et de féculents, sauf la pomme de terre qui pourra remplacer en partie le pain ; pas de graisses ; peu d'œufs ; des viandes sans

graisse; des fruits, sauf les trop sucrés; lait et fromages frais...

Boire, aux repas, du vin coupé avec de l'eau d'Évian.

3. Dix jours sur vingt, toute l'année, prendre, demi-heure avant chaque repas, un verre à Bordeaux d'eau de Vichy chauffée, additionné d'une cuillerée (à café, à dessert ou à soupe) d'eau de Rubinat.

A chaque repas, prendre un cachet contenant :

Salol . . . . } ãã 0,50 centigr.
Benzonaphtol . . . . . . }

N° 40.

Les dix autres jours, prendre à chaque repas dix à vingt gouttes de teinture de boldo.

4. Deux fois par semaine, prendre, le matin à jeun, un verre à Bordeaux d'huile d'olives, additionné de quelques gouttes d'essence de menthe et d'une cuillerée à café de cognac.

5. Deux fois par an, suspendre le traitement pendant un mois et prendre 25 bouteilles d'eau de Vittel (Source salée) : une bouteille tous les matins, par demi-verre de demi-heure en demi-heure, entre les repas.

6. En été, aller faire une saison à Vichy, à Châtel-Guyon ou à Carlsbad.

Si Vichy n'est pas supporté, ou après une longue série de cures à Vichy, aller faire une saison à Évian, Vittel ou Contrexeville.

Lithiase urinaire (gravelle urique)

I.— Coliques néphrétiques

1. Mettre le malade dans un grand bain tiède, avec 1 kilogr. d'amidon. Durée de trois quarts d'heure à une heure et demie. Renouveler, au besoin, dans la journée.

2. Donner, par cuillerées, toutes les heures, du lait glacé; dans l'intervalle, de la tisane de champagne frappé; ou encore des glaces faites avec de la crème et du bouillon à la boule, à égales parts dans la sabotière.

3. Faire une injection hypodermique d'un centim. cube de

Chlorh. de morphine . . . .   0,10 centigr.
Sulfate neutre d'atropine . .   0,005 milligr.
Eau distillée bouillie . . . .   10 cent. cubes.

4. Donner, deux fois par jour, une pilule contenant :
Poudre de belladone . . .)
Extrait de belladone . . .) $\overline{a\overline{a}}$ 0,01 centigr.

N° 20.

II. — Douleur néphrétique subaiguë persistante, avec expulsion de sable, en dehors des coliques néphrétiques franches.

1. Lait comme boisson exclusive aux repas, qui seront surtout composés de laitage, œufs, légumes verts cuits, purées de légumes secs, viandes blanches bien cuites...

2. Tous les matins, entre les deux déjeuners, boire une bouteille d'eau d'Evian ou de Vittel(Grande-Source), additionnée de 0,50 centigr. de benzoate de lithine, par demi-verre de demi-heure en demi-heure.

3. A chaque repas, prendre un cachet de 0,50 centigr. de salol et une cuillerée de

Eau chloroformée saturée . .	150 cent. cubes
Eau de tilleul.	100 —
Sirop de fleurs d'oranger. . .	50 —

4. Vie au plein air; exercices du corps, marche à pied.

Tous les matins, friction sèche à la brosse de flanelle sur tout le corps, sauf la tête.

5. Aller, en été, faire une saison à La Preste.

III.— En dehors de toute crise aiguë ou subaiguë

1. Ni gibier, ni alcool, ni tabac.

Viandes en quantité modérée et plutôt des viandes blanches bien cuites. Œufs en quantité modérée. Beaucoup d'aliments végétaux: légumes verts bien cuits, purées de légumes secs. Peu de pain. Beaucoup de fruits.

Vin blanc coupé avec de l'eau d'Evian, de Vittel ou de Contrexeville comme boisson habituelle aux repas.

2. Vie au plein air. Pas de sédentaréité. Peu de travail intellectuel, aucun excès. Exercices du corps: marche, chasse, escrime, gymnastique...

Friction tous les matins sur tout le corps à la brosse de flanelle.

3. Demi-heure avant chaque repas, prendre un verre à Bordeaux d'eau de Vichy (Hauterive ou St-Yorre), additionné de 0,25 centigr. de benzoate de lithine.

4. Tous les mois, pendant trois jours, prendre, le matin, avant le déjeuner, 50 à 75 gram. de glycérine étendue d'égale quantité d'eau.

Deux fois par an (au printemps et à l'automne),

prendre, à domicile, 25 bouteilles d'eau de Vittel (Grande Source) ou d'Evian : tous les matins, une bouteille, entre les deux déjeuners, par demi-verre de demi-heure en demi-heure, en promenant dans l'intervalle.

5. En été, saison à Evian, Vittel, Contrexeville ou Capvern.

6. Analyser l'urine tous les mois et doser les urates et l'urée, les phosphates... par 24 heures.

[Voir : *Pyélite* et *Pyélonéphrite suppurées d'origine lithiasique*].

Lymphatisme et scrofule

1. Le matin à 8 heures et le soir à 4 heures, prendre, dans un bol de lait, une cuillerée de

Eau	300 cent. cubes
Iodure de sodium	10 gram.
Bromure de sodium	20 —
Chlorure de sodium.	40 —

2. Aux repas, prendre, en hiver, une à trois cuillerées d'huile de foie de morue ou de

Huile de foie de morue. }	ãã 450 cent. cubes
Eau seconde de chaux.. }	
Eau de laurier-cerise . . .	100 —

et, le reste de l'année, une cuillerée de

Biphosphate de chaux. . . .	10 gram.
Eau.	300 cent. cubes

3. Tous les matins, friction sèche à la brosse de flanelle sur tout le corps.

4. Deux fois par an, au printemps et à l'automne, prendre 20 à 25 bains tièdes, de 10 minutes, avec 5 kilogr. de sel marin et une bouteille d'eaux-mères de Salies-de-Béarn : un tous les deux jours.

5. En été, séjour prolongé aux bords de la mer : deux immersions par jour, de 5 à 10 minutes ; ou saison à Salies-de-Béarn, Balaruc ou Salins-de-Moutiers.

Mal de Bright

I.— Mal de Bright scléreux (artériosclérose rénale) avec œdèmes nuls ou fugaces et albuminurie légère ou intermittente.

1. Lait comme boisson exclusive aux repas, qui seront surtout composés de laitage, œufs, purées maigres, légumes verts cuits, fruits, viande bien cuite; pas de charcuterie, de gibier, de viande faisandée, crue ou peu cuite, de fromage fait, etc.

Ni tabac ni alcool.

2. Vingt jours par mois, une cuillerée à chaque repas de

> Eau . . . . 300 cent. cubes
> Iodure de sodium. . . . . . .   10 gram.

ou quatre à huit gouttes de teinture d'iode.

3. Affusion froide tous les matins sur tout le corps, sauf la tête, suivie d'une friction sèche et d'une promenade;

Ou, s'il y a du rhumatisme, friction sèche *ut supra*, non précédée de l'affusion.

4. Tous les dix jours, pointes de feu légères et superficielles sur la région lombaire.

II. — Mal de Bright avec œdèmes persistants ou anasarque et albuminurie abondante et constante

1. Régime lacté absolu et exclusif: toutes les deux heures, jour et nuit sauf sommeil, prendre un bol de lait additionné de 0,50 centigr. de bicarbonate de soude. Aucun autre aliment, ni aucune autre boisson.

Si l'intolérance était trop grande, permettre en même temps quelques purées maigres et des œufs.

2. Vingt jours par mois, prendre tous les jours cinq pilules contenant chacune :

Tannin. . . . . 0,20 centigr.

N° 100.

ou six cuillerées de

Eau . . . . 300 cent. cubes.

Lactate de strontiane pur. . . 20 gram.

3. Friction quotidienne sur les quatre membres avec l'eau-de-vie de lavande ou la teinture de scille et de digitale.

4. Tous les huit jours, prendre, le soir au coucher, une pilule de 0,15 centigr. d'aloès.

5. De deux mois l'un, prendre 20 bains de vapeur de 10 minutes, un tous les deux jours.

III. — Mal de Bright grave avec quelques phénomènes toxiques

1. Régime lacté comme pour II.

2. Avec chaque bol de lait (ou chaque purée si on a été obligé d'en concéder), prendre un cachet contenant :

Benzonaphtol . . . . . }
Salol. . . . . } ãã 0,25 centigr.

N° 40.

3. Friction sèche sur tout le corps; vie au plein air, sans marcher ni fatiguer; ou inhalations d'oxygène toutes les demi-heures : 10 litres dans les 24 heures.

Deux fois par semaine, donner une cuillerée d'eau-de-vie allemande avec une cuillerée de sirop de nerprun.

Si la diarrhée survivait à la journée de purgation, on éloignerait la prise suivante de purgatif.

IV. — Urémie déclarée, convulsive ou délirante

1. Pratiquer une saignée de 200 gram.
2. Régime lacté absolu et exclusif.
3. Toutes les deux heures, donner une cuillerée de

Huile de ricin . . . . . . } āā 30 cent. cubes.
Huile d'amandes douces. }

Sirop de limons. 60   —

jusqu'à large effet produit ;

Et, toutes les deux heures avec le lait, un des cachets 2 de III.

4. Une fois l'effet purgatif produit, remplacer la potion huileuse par celle-ci :

Bromure de potassium. . .   4 gram.
Julep simple. . . . . 120 cent. cubes.

une cuillerée toutes les deux heures.

5. Inhalations d'oxygène comme pour III.

6. Matin et soir (ou plus souvent), faire une injection hypodermique avec

Caféine. . . . . } āā 2 gram. 50.
Benzoate de soude . . . . }

Eau distillée et bouillie . .   Q. S. pour 10 cent.   cubes de solution.

V. — Mal de Bright unilatéral compensé.

1. Régime comme pour I.

2. Douche froide quotidienne, de 20 secondes, suivie d'une friction sèche et d'une promenade ;

Ou douche chaude de 5 minutes, terminée par une douche froide de 20 secondes *ut supra.*

En hiver, remplacer cela par un bain de vapeur de 10 minutes tous les deux jours.

3. Vingt jours par mois, prendre à chaque repas une cuillerée de

Sirop d'éc. d'oranges amères . . 300 cent. cubes.
Extrait hydroalcoolique de kola . 10 gram.

ou une cuillerée à café de

Teinture de kola . . . . .)
Teinture de coca. . . . . .) $\overline{aa}$ 50 cent. cubes.
Acide citrique. . . . . . . 1 gram.

4. Vie extérieure, au plein air. Pas de fatigue. Aucun excès.

5. Tous les dix jours, pointes de feu sur le rein malade.

6. En été, aller faire une cure dans un établissement spécial d'hydrothérapie ou une cure à Évian, Plombières ou Euzet.

VI. — Recommandations générales

Dans tous les cas précédents, il faut faire fréquemment l'analyse de l'urine : tous les mois pour I et V, tous les quinze jours pour II, tous les huit jours pour III, tous les jours pour IV.

Chaque fois, déterminer la quantité d'urine émise dans les 24 heures et doser, pour ce laps de temps, l'albumine, l'urée et l'ensemble des matériaux fixes.

Si on le peut, il est utile de déterminer aussi le coefficient urotoxique.

Maladies infectieuses en général. — Procédés généraux de désinfection

I. — Désinfection du malade, de ses déjections, de son linge et de sa literie.

1. Isoler le malade dans une chambre bien séparée et spéciale, où ne seront admises, pendant la maladie, que les personnes nécessaires aux soins du malade.

Dans tout appartement confortable moderne, il doit y avoir une chambre isolée, ayant d'un côté un vaste cabinet de toilette avec baignoire et cabinet d'aisances, et de l'autre côté une chambre de garde-malade qui sépare du reste de l'appartement.

Ces trois pièces, munies de larges fenêtres, auront un pavé en ciment sans rainures ou un linoleum par terre, des murailles en stuc, sans tapisseries ni tentures.

Dans la chambre est un lit en fer sans rideaux, et dans le cabinet de toilette de l'eau à volonté.

2. Les selles, l'urine et les vomissements seront reçus dans des vases contenant déjà de l'eau bleue (solution de sulfate de cuivre à 5 p. 100) ou une solution de sublimé à 1 p. 2000 (1) ou de l'eau additionnée d'acide sulfurique à 2 p. 100.

---

(1) Pour préparer les solutions de sublimé, on peut avoir les paquets suivants :

Sublimé corrosif · . . . . 0,25 centigr,
Acide tartique. . . . .   1 gram.
Rouge de Bordeaux (pour colorer) . 0,001 milligr.

ou

Solution alcoolique de carmin d'indigo à 1|20.. Une goutte.
et en mettre deux ou quatre par litre d'eau, suivant qu'on veut la solution à 1 p. 2000 ou à 1 p. 1000.

Des cabinets d'aisances seront consacrés exclusivement aux déjections du malade; ils seront toujours très largement lavés à l'eau bleue.

3. Les crachats ne seront jamais reçus dans des linges (mouchoirs, serviettes), mais toujours dans des récipients spéciaux en porcelaine contenant une solution de chlorure de zinc au dixième, d'acide phénique à 5 p. 1000, d'acide thymique à 5 p. 1000 ou de phenosalyl à 1 p. 100.

On porte ensuite ces vases, ainsi que les verres, tasses, assiettes, etc., à l'ébullition dans de la lessive de potasse ou de l'eau additionnée d'acide sulfurique à 2 pour 100.

4. La literie sera renouvelée aussi souvent que possible.

Les linges seront jetés immédiatement dans de l'eau additionnée de sulfate de cuivre à 1 pour 100; puis dans l'eau bouillante ou de la lessive de potasse chaude ; on les y laissera un quart d'heure: puis on les frottera vigoureusement à la brosse imbibée de savon; ou bien on les portera à l'étuve à vapeur à pression ; ou, s'il n'y a pas d'étuve, dans un four à air humidifié par de l'eau bouillante.

5. Si la mort survient, envelopper le cadavre dans un linge imbibé d'une solution de sublimé à 1 pour 2000 ou d'eau phéniquée à 5 pour 100; les entourer, dans le cercueil, de sciure de bois imbibée du même liquide.

Mettre en bière rapidement et, si possible, dans un cercueil de plomb. Cette dernière précaution peut parfaitement éviter l'inhumation précipitée, qui est souvent vexatoire pour les familles et affolante pour les populations.

II.— Désinfection des garde-malades et en général
des personnes qui approchent le malade

1. Autant que possible, les garde-malades change-
ront de costume dans la chambre qui précède celle du
malade. Tous les vêtements avec lesquels elles auront
pénétré dans la chambre du malade seront désinfectés
comme les linges mêmes du malade.

2. Elles ne boiront que de l'eau récemment bouillie,
se laveront souvent et soigneusement les mains et les
ongles et les brosseront avec de l'eau savonneuse
chaude, puis avec une solution de sublimé au millième
ou encore la solution (à 1 pour 100) de phénosalyl dont
voici la formule :

Acide phénique	9 gram.	
Acide salicylique.	1	—
Acide lactique	2	—
Menthol.	0,10 centigr.	
Essence d'eucalyptus. . .	0,50	—

III. — Désinfection des locaux.

1. La chambre du malade et celle de la garde-malade
seront très largement aérées pendant la maladie.

En même temps, on pulvérisera souvent dans ces
deux pièces une solution de sublimé au millième.

2. A la fin de la maladie, tous les tapis, rideaux, tentures, etc., seront envoyés à l'étuve.

3. Dans la chambre elle-même, on obstruera les fis-
sures et les fentes (fenêtres, etc.) et on fera brûler de
la fleur de soufre : 20 à 40 grammes par mètre cube.

Tout fermer ensuite 24 heures au moins et mieux 36

ou 48 heures. — Aérer ensuite largement et changer les tapisseries avant d'habiter, ou blanchir et repeindre.

4. Avant ou après l'action de l'acide sulfureux ou pour le remplacer , laver les planchers et les murailles (si elles sont en stuc) avec un linge ou une éponge imbibé d'une solution de sublimé au millième ou du liquide suivant :

Chlorure de sodium . . . . .   1 gram.
Sulfate de cuivre . . . . . .   2 —
Sublimé . . . .   1 —
Acide tartrique . . . .   5 —
Eau distillée. . . . .   1 litre.

On pulvérisera ce même liquide partout : sur les murs, les placards, tous les objets mobiliers.

Fermer le local pendant la dessication. Puis faire une nouvelle pulvérisation avec une solution de carbonate de soude à 1 pour 100. Balayer et épousseter.

5. Pour plus de précautions , nettoyer les meubles avec de la mie de pain qu'on brûlera ensuite.

6. Pour la désinfection des fosses et des creux à fumier, employer le lait de chaux : ajouter 600 parties d'eau à 1000 (en volume) d'hydrate de chaux en poudre; ajouter 4 litres d'eau (employer tout de suite ou conserver à l'abri de l'air).

Méningite tuberculeuse.

1.   Eau. . . . . 300 cent. cubes.
     Iodure de potassium. 10 gram.

Deux cuillerées le premier jour, quatre le second, six le troisième, huit le quatrième, et continuer à huit par jour.

2. Tous les deux jours, donner, le matin, 0,50 centigr. de calomel, en deux paquets.

3. Appliquer un vésicatoire : d'abord à chaque jambe, puis à chaque bras, puis à la nuque.

Puis raser les cheveux et appliquer de l'huile de croton tiglium étendue d'huile d'olives à égales parts sur tout le cuir chevelu.

4. Nourrir avec du lait glacé et du champagne frappé.

Si c'est supporté, joindre des œufs, des purées avec du bouillon à la boule et des purées de viande crue.

Migraine

Pendant la crise

(En dehors de la crise, voir: *Arthritisme, anémie, dyspepsie*).

Dès l'apparition de la moindre douleur (pourvu que ce ne soit pas dans les deux heures qui suivent un repas), prendre, toutes les demi-heures, un cachet contenant :

      Antipyrine. . . . . . .   0,50 centigr.

En prendre chaque fois de 2 à 4.

Le soir, prendre une pilule contenant :

      Extrait de belladone .

      Poudre de belladone .   ââ 0,01 centigr.

      Podophyllin. . . . .

                      N° 10.

ou, le lendemain matin, prendre une bouteille d'eau de Villacabras.

Myélite aiguë

1. Repos absolu au lit.

2. Application de ventouses scarifiées des deux côtés de la colonne vertébrale, au niveau de la région atteinte.

Plus tard, appliquer des vésicatoires ; plus tard encore, des pointes de feu (à renouveler tous les huit jours) ou des cautères à la pâte de Vienne.

3. Donner toutes les heures, dans du lait, un paquet contenant :

Calomel . . . .   0,05 centigr.
Sucre de lait . . . . . .   Q. S.

S'arrêter quand il y a une forte selle et recommencer le lendemain.

4. Application de courants continus (5 à 10 milliampères): un pôle sur la colonne vertébrale, au niveau de la région malade ; l'autre promené dans la sphère de distribution des nerfs émanés de cette région.

5. Aux heures où on ne donne pas le calomel, donner, toutes les heures, 0,05 centigr. d'ergot de seigle pulvérisé ou 0,10 centigr. de bromhydrate de quinine.

6. S'il y a des eschares, laver à l'eau bouillie boriquée (à 4 p. 100) et panser à la poudre d'iodoforme.

Myélite diffuse chronique

1. Appliquer, tous les 8 jours, des pointes de feu le long de la colonne au niveau de la lésion ; ou appliquer deux cautères de chaque côté de la colonne, au même niveau.

2. Vingt jours par mois, donner, à chaque repas, une cuillerée de

Eau	300 cent. cubes.
Iodure de sodium.	10 gram.
Arséniate de soude	0,10 centigr.

et les dix autres jours de chaque mois, une cuillerée, à chaque repas, de

Sirop d'éc. d'or. amères . . .	300 cent. cubes.
Extrait hydroalcool. de kola .	10 gram.

3. Tous les huit jours, le soir au coucher, prendre une pilule de 0,15 centigr. d'aloès.

4. Tous les deux jours, appliquer des courants continus moyens (10 milliampères) le long de la colonne et sur les membres atteints : 20 minutes de séance avec 5 minutes de repos au milieu.

5. En été, aller faire une saison à Balaruc ou à Lamalou, suivant la prédominance des troubles moteurs ou sensitifs.

Néphrite aiguë

(Voir: *Pyélite* et *pyélonéphrite suppurée*)

1. Régime lacté absolu et exclusif: un bol de lait toutes les deux heures, jour et nuit, sauf sommeil.

Aucun autre aliment ni aucune autre boisson.

2. S'il y a une douleur vive, appliquer deux ventouses scarifiées de chaque côté de la colonne, à la région lombaire;

Ou bien appliquer des pointes de feu superficielles (qu'on pourra répéter) sur la même région.

3. Prendre, le matin, une cuillerée d'eau-de-vie allemande dans deux cuillerées de sirop de nerprun.

Renouveler le lendemain ou le surlendemain, s'il y a lieu.

4. Inhalations d'oxygène, toutes les heures environ: 10 litres par vingt-quatre heures.

5. Plus tard, donner quatre à cinq pilules par jour, contenant chacune:

Tannin . . . .   0,25 centigr.

N° 60.

6. Analyser l'urine tous les jours et doser l'albumine et l'urée éliminées dans les vingt-quatre heures.

7. Plus tard, quand on arrivera au régime mixte, rester longtemps au régime végétarien et lacté.

[S'il survient de l'urémie ou si la maladie passe à l'état chronique, voir le mot: *Mal de Bright*].

Neurasthénie

I. — Forme légère

1. Manger le plus et le mieux possible tout ce que l'estomac digèrera.

Pas de travail intellectuel, ni surtout de préoccupation morale.

Vie au plein air; exercices du corps sans fatigue ni surmenage.

2. Tous les matins, douche froide, de 20 à 30 secondes, en jet sur tout le corps, sauf la tête, suivie d'une friction sèche et d'une promenade.

A défaut d'installation suffisante, faire tous les matins une immersion rapide (entrer et sortir) et totale (jusqu'au cou) dans une baignoire d'eau froide, suivie comme la douche.

Le soir, avant dîner, massage méthodique de tout le corps.

3. Alterner, mois par mois, les deux traitements suivants (20 jours de traitement et 10 jours de repos tous les mois):

a. A chaque repas, prendre une cuillerée de

Extrait hydroalcool. de kola.   10 gram.

Sirop d'écorce d'or. amères..   300 cent. cubes.

ou une cuillerée à café de

Teinture de kola. . . { ãã 50 cent. cubes.
Teinture de coca. . .

Acide citrique . . . .   1 gram.

Arséniate de soude. . . . .   0,05 centigr.

b. A chaque repas, prendre un cachet contenant :

Fer réduit . . . . 0,10 centigr.
$$N^o \ 40.$$

et une cuillerée de

Eau . . . . 300 cent. cubes.
Acide chlorhydrique . . . .   1 gram.

ou un verre à Bordeaux de

Acide chlorhydrique. . . . . 2 gram. 50
Sirop de limons 100   —
Eau . . . . Q. S. pour 1 litre.

4. Au printemps et à l'automne, aller, si possible, faire une cure de six semaines dans un établissement spécial d'hydrothérapie, comme Brioude, Champel, Divonne, Lafoux ou Saint-Didier.

En été, aller faire une saison minérale à Lamalou, Bigorre, Néris ou Ragatz...

II. — Forme grave

1. Extraire le malade de son milieu ordinaire, familial et social ; l'isoler dans un établissement spécial d'hydrothérapie, sans famille, avec un ou deux garde-malades intelligents et sous la direction constante et assidue du médecin-directeur.

2. Vie au plein air, au repos. Longues heures à l'extérieur, sur la chaise longue mobile (en osier) avec ou sans guérite à la tête (suivant le climat) et avec des couvertures sur les jambes, si c'est nécessaire.

Repos intellectuel et sensoriel aussi complet que le repos physique.

Les mouvements possibles et permis seront ensuite progressivement dosés par le médecin au fur et à mesure du retour des forces.

3. Massage méthodique et passif de tout le corps.

Electrothérapie : tabouret électrique (statique) et faradisation générale.

Plus tard, on y joindra des immersions froides dans la baignoire ou dans la piscine, suivies d'un séjour au lit, et plus tard encore, des douches froides très courtes.

(Bien remarquer que l'envoi d'un malade dans un établissement d'hydrothérapie ne veut pas dire nécessairement traitement par l'hydrothérapie. Cela veut dire extraction du malade hors de son milieu ordinaire et isolement dans une maison où il sera sous la direction continue et absolue d'un médecin résidant. L'hydrothérapie n'est qu'un des moyens : on l'emploiera, plus tard, chez certains neurasthéniques, pas du tout chez d'autres).

4. Suralimentation progressive. Régler par le détail les heures et le menu des repas ; ne rien laisser modifier par les sensations du malade.

Commencer par le lait (un bol de lait toutes les deux heures), puis des œufs, de la purée de viande crue, etc.

Plus tard seulement, donner deux fois par jour une cuillerée à café de

  Sulfate de strychnine. . . . . 0,05 centigr.

  Eau . . . . 100 cent. cubes.

et plus tard encore, quand le malade sera beaucoup mieux, instituer le traitement interne complet de la forme légère (3 de I).

5. Quand le malade sera mieux et pourra quitter, au moins pour un temps, l'établissement, permettre quelques voyages à petite journée : séjour, suivant la saison, sur le littoral méditerranéen ou en Suisse au fond du lac de Genève.

Plus tard, cure minérale à Lamalou, Néris, Bigorre, Ragatz, s'il n'y a pas de fond diathésique spécial; à Balaruc ou Salies, s'il y a un fond lymphatico-scrofuleux; à Lamalou, Uriage, Luchon, s'il y a un fond arthritique; à la Bourboule, s'il y a un fond herpétique.

[Pour les complications digestives de la neurasthénie, voir: *Dyspepsies*].

III. — *Traitement Séquardien*

Dans la plupart des formes de neurasthénie, on peut, dès que la maladie s'annonce rebelle, essayer le traitement séquardien dont on on trouvera la technique plus haut (page 45), au chapitre de l'*Ataxie locomotrice*.

Névralgies
(Sciatique, intercostale, trifaciale...)

[Pour le traitement causal, voir: *Arthritisme, rhumatisme, chlorose...*]

1. Prendre, de demi-heure en demi-heure, un cachet contenant:

Antipyrine.... . . . . . . 0,50 centigr.
N° 20.

En prendre de quatre à huit par jour, à jeun ou trois heures au moins après le repas ;

Ou bien

Bromhydrate de quinine. 0,25 centigr.
Extrait thébaïque . . . . 0,025 milligr.
pour une pilule N° 20.

En prendre quatre par jour, une toutes les trois heures.

Si cela ne suffit pas, faire une injection hypodermique (ou plusieurs) avec un centim. cube de

Chlorhydr. de morphine. 0,10 centigr.
Sulfate neut. d'atropine . 0,005 milligr.
Eau distillée bouillie . . 10 cent. cubes

3. Localement, appliquer une série de vésicatoires ou des pointes de feu sur les régions douloureuses;

Ou siphoner au chlorure de méthyle (surtout s'il s'agit de la sciatique).

4. Application de courants continus le long du nerf malade; courants faibles (au-dessous de 5 milliampères) pour la névralgie du trijumeau ; plus forts pour les autres, spécialement pour la sciatique.

[Pour les cures d'été, hydrothérapie, eaux minérales, voir les mots correspondant aux causes].

Occlusion intestinale

1. Prendre, toutes les heures, une cuillerée de

Huile de ricin . . . . . . ⎰
Huiles d'amandes douces . ⎱ āā 30 cent. cubes.
Sirop de limons.   60   —
Huile de croton. . . . . .   Une goutte.

(bien agiter chaque fois).

et, matin et soir, une pilule avec

Extrait de belladone . . . ⎰
Poudre de belladone. . . ⎱ āā 0,01 centigr.
                                           N° 10.

2. Combattre les vomissements avec de petits morceaux de glace dans la bouche ou du champagne frappé, et, si l'alimentation est possible, donner quelques cuillerées de lait glacé.

3. Lavements ou plutôt irrigations intestinales avec une sonde portée très haut, adaptée à l'irrigateur ou à un siphon d'eau de Seltz.

4. Maintenir de la glace en permanence sur l'abdomen ; et, si le ventre n'est pas trop douloureux, en pratiquer le massage méthodique, spécialement dans le sens du fer à cheval des colons.

5. En cas d'insuccès, appliquer des courants continus : le pôle négatif (dans une sonde de caoutchouc) dans le rectum et le pôle positif (par un large électrode très mouillé) sur le ventre : 10 à 15 milliampères ; séances de 15 à 20 minutes avec des repos de temps en temps.

6. Si la douleur est trop vive, en même temps que

les moyens précédents, on pourra faire, avec modéra-
tion, quelques injections hypodermiques de

      Chlorh. de morphine. . .   0,10 centigr.
      Sulf. neut. d'atropine . .   0,005 milligr.
      Eau distillée bouillie. . .   10 cent. cubes.

7. Si tout échoue, intervention chirurgicale ou tout
au moins appel au chirurgien pour juger de l'opportu-
nité d'une intervention opératoire.

Paralysie agitante

(Maladie de Parkinson)

1. Dix jours de chaque mois, prendre des granules d'un milligram. d'hyosciamine amorphe : un le 1er jour, deux le 2e,...cinq le 5e, quatre le 6e,...un le 9e et le 10e.

Les vingt autres jours de chaque mois, prendre à chaque repas une cuillerée de

Eau...................... 300 gram.
Chlorure d'or et de sodium. 0,05 à 0,10 centigr.

ou de

Extrait hydroalcool.de kola.   10 gram.
Sirop d'éc. d'or. amères . .   300 cent. cubes.

Après trois mois de ce traitement, faire trois mois de borate de soude :

Borate de soude . . . . . .   0,50 centigr.

pour un cachet.   N° 40.

deux par jour; augmenter tous les 5 jours de 1 jusqu'à 4, 5 ou 6 par jour, suivant la tolérance.

2. Tous les quinze jours, purgation (Villacabras ou Rubinat), sauf pendant les mois très chauds.

3. Massage méthodique quotidien de tous les muscles du corps.

4. Séances, tous les deux jours, d'électricité statique (15 à 20 minutes de tabouret), terminées par une application de courants continus (5 à 10 milliampères) pendant 10 minutes sur les membres atteints.

5. Appliquer tous les dix jours des pointes de feu le long de la colonne vertébrale.

6. Aller, en été, faire une saison à Bagnères-de-Bigorre, Lamalou, Néris ou Ragatz.

Paralysie atrophique de l'enfance

(Après la période aiguë initiale)

[Pour la période aiguë initiale, voir : *Myélite aiguë*].

1. Tous les deux jours, application de courants continus (5 milliampères) le long de la colonne et sur les muscles atrophiés : 20 minutes de séance avec 5 minutes de repos au milieu.

2. Massage méthodique et friction sèche de tout le corps, et spécialement des muscles atrophiés, tous les matins.

3. Vingt jours par mois, prendre à chaque repas une cuillerée de

      Biphosphate de chaux. . . .   10 gram.
      Eau . . . .   300 cent. cubes.

En hiver, joindre, à chaque repas, une à trois cuillerées de

      Huile de foie de morue . .⎱ āā 450 cent cubes.
      Eau seconde de chaux. . .⎰
      Eau de laurier-cerise . . .   100 ·   —

4. En été, saison à Balaruc, Salies-de-Béarn, Salins-de-Moutiers...

Au printemps et à l'automne, donner 20 bains tièdes de 10 minutes avec 5 kilogr. de sel marin et une bouteille d'eaux-mères de Salies-de-Béarn.

5. Remplacer les muscles atrophiés par des appareils orthopédiques appropriés.

Paralysie générale

(Méningo-encéphalite diffuse progressive)

1. Suspendre toute espèce de travail intellectuel. — Installer le malade à la campagne, hors de toute agitation ou excitation physique ou morale, sous une surveillance intelligente et très assidue.

Aucun excès. Ni tabac ni alcool.

Si les perturbations mentales sont complètes et font naître des impulsions dangereuses et si l'isolement particulier à la campagne n'est pas réalisable, interner le malade dans un asile.

Éviter les climats à températures extrêmes ou à trop brusques variations.

2. Vingt jours par mois, prendre, à chaque repas, une cuillerée de

Eau	300 cent. cubes.
Iodure de sodium.	10 gram.
Arséniate de soude.	0,10 centigr.

et les dix autres jours de chaque mois, prendre, trois fois par jour, aux repas, un paquet de 0,10 centigram. de seigle ergoté fraîchement pulvérisé.

3. Tous les huit jours, le soir au coucher, prendre une pilule de 0,10 à 0,15 centigram. d'aloès.

4. Appliquer des pointes de feu, tous les huit jours, le long de la colonne ou un cautère de chaque côté de la ligne médiane à la nuque.

5. Deux fois par an, au printemps et à l'automne, prendre 25 bouteilles d'eau de Balaruc : une tous les

matins par demi-verre de demi-heure en demi-heure. Interrompre, s'il y avait de la diarrhée persistante.

6. Friction sèche tous les matins, à la brosse, sur tout le corps sauf la tête.

7. En cas de poussée aiguë ou subaiguë, appliquer des sinapismes aux membres inférieurs ou envelopper les jambes avec de grands cataplasmes sinapisés (moitié farine de lin, moitié moutarde), administrer un purgatif (0,60 centigr. à 1 gram. de calomel), et, s'il y a lieu, appliquer des sangsues derrière les oreilles, une après l'autre, à chaque apophyse mastoïde.

Si cette poussée aiguë persiste, ajouter 0,60 à 0,80 centigr. de bromhydrate de quinine (en 3 ou 4 cachets de 0,20 centigr.) par jour et dix à douze gouttes de teinture de digitale, en trois fois dans la journée.

Paralysie périphérique du facial

1. Application, tous les deux jours ou même tous les jours, de courants continus le long du nerf malade : 5 à 10 milliampères ; séances de 20 minutes avec 5 minutes de repos au milieu.

2. Prendre une à cinq pilules par jour, contenant chacune :

Sulfate de strychnine. . . . . . . 0,001 milligr.
                                    N° 80.

une le premier jour, deux le second et ainsi jusqu'à cinq, puis redescendre tous les jours d'une jusqu'à une par jour.

3. Remplacer ensuite ces pilules par la solution suivante, une cuillerée à chaque repas :

Eau. . . . . 300 cent. cubes.
Iodure de sodium . . . . . . 10 gram.
Arséniate de soude. . . . . 0,10 centigr.

et boire aux repas de l'eau d'Evian additionnée de 0,50 centigr. de benzoate de lithine par bouteille.

4. Deux fois par mois, prendre une bouteille d'eau de Villacabras ou de Rubinat, le matin à jeun.

5. L'été suivant, aller faire une saison à Lamalou.

Péricardites

I. — Péricardite aiguë, sèche au début.

1. Séjour au lit, la tête élevée.

Donner du lait toutes les deux heures, jour et nuit, sauf sommeil, comme seul aliment.

2. Appliquer quatre à six ventouses scarifiées sur la région précordiale.

3. Dans le lait, donner quatre fois par jour cinq gouttes de

Teinture de digitale. . . . { āā 5 gram.
Teinture d'aconit . . . . . {

4. Si la douleur est très intense, faire une injection hypodermique d'un centim. cube de

Chlorh. de morphine . . .   0.10 centigr.
Sulfate neutre d'atropine .   0,005 milligram.
Eau distillée bouillie Q. S. pour 10 cent. cubes.

5. Promener des sinapismes aux membres inférieurs (cous-de-pied, mollets, genoux); puis envelopper les jambes dans de grandes bottes de ouate et de taffetas ciré.

II. — Période plus avancée, épanchement

1. Appliquer sur la région précordiale un vésicatoire de 10 sur 12 centim., fortement camphré, recouvert d'un papier de soie huilé. — Le renouveler, s'il y a lieu.

2. Continuer le régime lacté absolu et exclusif.

3. Dans le lait, donner chaque fois un paquet contenant :

Calomel. . . . . } ãã 0,10 centigr.
Sucre de lait. . . . . . }

N° 10.

arrêter quand il y aura eu une selle diarrhéique.

Et alors donner quatre pilules par jour, contenant chacune :

Poudre de scille. . . . . . 0,10 centigr.
Extrait de scille . . . . . . 0,05 —

N° 20.

ou quatre cachets contenant chacun :

Poudre de Dower . . . . . 0,25 centigr.

N° 20.

III. — État grave ; liquide abondant

1. Continuer le régime lacté, en ajoutant 40 gram. de rhum dans le lait des vingt-quatre heures.

2. Faire tous les jours une injection hypodermique de 4 à 5 centimètres cubes de

Phosphate de soude pur . . . . 10 gram.
Sulfate de soude pur. . . . . . . 5 —
Chlorure de sodium pur . . . . . 2 —
Acide phénique neigeux. . . . . 0,50 centigr.
Eau distillée et bouillie. . Q. S. pour 100 cent.
cubes.

ou de

Caféine . . . . } ãã 2 gram. 50
Benzoate de soude . . . . }
Eau distillée et bouillie. . . Q. S. pour 10 cent.
cubes

3. Trois fois par jour, dans le lait, prendre une cuillerée à café de

Teinture de kola. . . . . } ãã 50 cent. cubes.
Teinture de coca. . . . . }
Acide citrique. . . . . 1 gram.

4. Pratiquer la paracentèse du péricarde.

IV. — *Péricardite chronique.*

1. Appliquer sur la région précordiale, tous les deux jours, des pointes de feu superficielles.

Au besoin, appliquer un cautère sur cette région (ou deux)·

2. Régime ordinaire. Boire du lait aux repas comme boisson exclusive en mangeant.

3. Le matin à 8 heures et le soir à 4 heures, prendre dans du lait, une cuillerée de

Iodure de sodium. . . . .   10 gram.
Bromure de sodium. . . .   20   —
Chlorure de sodium   40   —
Eau. . . . .   Q. S. pour 300 cent.
                                          cubes.

et à chaque repas une cuillerée de

Extrait hydroalcool de kola . .   10 gram.
Sirop d'éc. d'or. amères .   Q. S. pour 300 cent.
                                          cubes.

Pleurésie aiguë

I. — Pleurésie aiguë avec épanchement.

1. Séjour au lit, dans une chambre aérée, sans courants d'air, avec une température égale.

Régime lacté absolu et exclusif: toutes les deux heures, jour et nuit sauf sommeil, prendre un bol de lait additionné de 0,25 centigr. bicarbonate de soude. — Aucun autre aliment.

Dans l'intervalle, boire par 24 heures un demi-litre à 1 litre de tisane de chiendent, additionnée de 4 gram. de sel de nitre par litre.

2. Au début, prendre une infusion de 4 gram. de feuilles de jaborandi ou faire une injection hypodermique d'un centigram. de chlorhydrate de pilocarpine.

Puis, quatre fois par jour, prendre une pilule contenant:

Poudre de scille. . . . . .   0,10 centigr.

Extrait de scille   0,05   —

N° 20.

et tous les deux jours, le soir au coucher, une pilule de 0,10 à 0,15 centigr. d'aloès.

3. Vers le 7me jour, si l'épanchement n'est pas en voie de résolution, appliquer sur le thorax, successivement derrière et devant (pas dans la région verticale de l'aisselle), un large vésicatoire fortement camphré et recouvert d'un papier de soie huilé.

4. Après cela et au plus tard au 20me jour, si l'épanchement est très abondant (déplacement du cœur ou du foie, matité jusqu'à la clavicule et dans la fosse sus-

épineuse), même sans dyspnée intense, pratiquer la thoracentèse : dans l'asepsie la plus rigoureuse, retirer
avec un aspirateur lentement et avec des interruptions
un litre à un litre et demi de liquide.

5. Après cela, remettre quelques vésicatoires pour
achever de faire disparaître le liquide ; reprendre les
diurétiques et y joindre deux cuillerées par jour de

       Eau. . . . .   300 cent. cubes.

       Iodure de potassium. . . .   10 gram.

  Voir III pour les suites.

II. — *Pleurésie aiguë avec point de côté violent et forte angoisse respiratoire. — Pleurésie diaphragmatique*

1. Appliquer sur le côté malade six à douze ventouses scarifiées ; et, si cela ne suffit pas, injecter sous
la peau un centim. cube de

       Chlorh. de morphine. . .   0,10 centigr.

       Sulfate neutre d'atropine .   0,005 milligr.

       Eau distillée et bouillie. .   10. cent. cubes.

2. Toute la suite du traitement comme pour I (1 à 5).

III. — *Suites de la pleurésie*

Tâcher de ne pas perdre le malade de vue pendant de
longues années ; l'ausculter très souvent, et, dès l'apparition des signes de tuberculose, instituer le traitement
spécial. (Voir : *Tuberculose pulmonaire*).

  En dehors de cela :

1. Vingt jours par mois, prendre à chaque repas une
cuillerée de

Eau . . . .   300 cent. cubes.
Iodure de potassium. . .   10 gram.
Arséniate de soude . . .   0,10 centigr.

et, suivant la saison, ou de l'huile de foie de morue (une à trois cuillerées à chaque repas en hiver) ou la solution suivante (une cuillerée à chaque repas quand il fait chaud) :

Biphosphate de chaux. . . .   10 gram.
Eau. . . . .   300 cent. cubes.

2. Vie au plein air, à la campagne. — Exercices du corps et gymnastique respiratoire : escrime, marche, ascensions.— Si possible, bains d'air comprimé.

3. En été, aller faire une saison sulfureuse (Cauterets, Eaux-Bonnes, Luchon, St-Honoré, les Fumades...) ou arsenicale (la Bourboule, le Mont-Dore).

En hiver, habiter un climat tempéré, comme le littoral méditerrannéen ou Amélie-les-Bains.

IV.— Pleurésies purulentes

1. Dès que le diagnostic est posé, faire, dans l'asepsie la plus rigoureuse, une ponction et, séance tenante, la pleurotomie. Lavage intrapleural à l'eau boriquée bouillie. Drain. Pansement antiseptique.

Pansements rares, antiseptiques. Prendre la température matin et soir, ne faire de lavage intrapleural que s'il y a de la fièvre : dans ce cas, faire le lavage à l'eau boriquée ou avec une solution de sublimé au deux millième, suivie d'une irrigation à l'eau bouillie.

2. Nourrir le malade le mieux possible : lait alcoolisé, viande crue, rôtie ou grillée, potages, bouillon à la boule, etc.

Deux à trois fois par jour, prendre une cuillerée de

Extrait alcoolique de quinquina.   6 gram.
Glycérine neutre . . . .   50 cent. cubes
Sirop d'éc. d'or. amères   250   —
Arséniate de soude. . . . . . .   0,10 centigr.

ou une cuillerée à café de

Teinture de kola . . . . . . {
Teinture de coca . . . . . . {   āā 50 cent. cubes

Acide citrique. . . . .   un gram.

Vie extérieure, au plein air, sur la chaise longue, sans marcher ni fatiguer, à l'abri du soleil direct, du vent et des variations brusques de température, les jambes et le corps bien couverts.

3. Plus tard, après la guérison comme pour III.

———

Pneumonie lobaire aiguë

I. — Pneumonie aiguë de l'enfant ou de l'adulte, sans complications

1. Séjour au lit dans une chambre aérée, mais sans courants d'air.

Toutes les deux heures, jour et nuit sauf sommeil, prendre un bol de lait ou un bouillon.

Ausculter le malade tous les jours et prendre la température matin et soir.

Aucun autre traitement jusqu'au 7ᵉ ou 9ᵉ jour, au moment de la défervescence.

2. Dès la chute de la fièvre et la résolution de la pneumonie, alimenter progressivement et assez rapidement.

Donner deux fois par jour, avec les repas, un verre à liqueur de

Vin de quinquina.	} āā 250 cent. cubes.
Vin de gentiane	
Liqueur de Fowler	} āā 5 gram.
Teinture de Baumé. . . .	

II.— Pneumonie aiguë avec embarras gastrique

1. Commencer le traitement par un vomitif : 1 gr. 20 d'ipéca, en trois paquets ; un toutes les cinq minutes ; eau tiède ensuite pour faciliter les vomissements.

2. Tout le temps de la maladie, régime et hygiène comme 1 de I.

3. A la défervescence, prendre, le matin à jeun, une bouteille d'eau de Villacabras,

·4. Traiter la convalescence comme 2 de I.

III. — Pneumonie aiguë avec éréthisme circulatoire intense (fièvre ardente, violent point de côté, angoisse respiratoire, face turgescente, pouls plein et dur) chez un adulte fort.

1. Comme pour I.

2. Dès le début, pratiquer une saignée de 2 à 300 gr., ou, si on ne le croyait pas possible, appliquer au moins six à dix ventouses scarifiées.

3. Toutes les deux heures (l'heure intercalaire aux repas), prendre une cuillerée de

Feuilles de digitale. . . . . 0,50 centigr.
Faire infuser dans
Eau...................... 100 cent. cubes.
Réduire à 90 ; passer et ajouter :
Teinture d'aconit . . . . Quinze gouttes.
Sirop de fl. d'oranger . . 30 cent. cubes.

4. Comme 2 de I.

IV. — Pneumonie aiguë à résolution lente ou incomplète

1. Jusqu'à la défervescence comme I.

2. A la chute de la fièvre, appliquer sur la région malade un vésicatoire de 8 sur 10 centim., fortement camphré et recouvert d'un papier de soie huilé.

3. Donner toutes les heures, en dehors des repas, une cuillerée de

Ipéca. . . . . 2 gram.

Faire infuser dans

   Eau . . . . 100 cent. cubes.

Réduire à 90, passer et ajouter :

   Sirop de polygala . . . . . 30 cent. cubes,

ou de

   Looch blanc . . . . 120 cent. cubes.

   Kermès minéral. . . . . . 0,30 centigr.

ou de

   Oxyde blanc d'antimoine. . 1 gram.

   Looch blanc . . . . 120 cent. cubes.

4. Comme 2 de I.

V. — *Pneumonie aiguë avec crachats franchement hémoptoïques*

1. Comme de 1 de I. Comme régime, préférer le lait et, si c'est nécessaire, du lait froid ou glacé.

2. Appliquer des sinapismes aux membres inférieurs et, sur la poitrine, une douzaine de ventouses sèches.

3. Toutes les deux heures (l'heure intercalaire aux aliments), prendre une cuillerée de

   Ergotine. . . . . 1 à 2 gram.

   Julep simple . . . . 120 cent. cubes.

4. Comme 2 de I.

VI. — *Pneumonie aiguë asthénique ou chez le vieillard*

1. Comme pour I.

2. Alterner, heure par heure, une cuillerée de chacune des potions suivantes (la potion alcoolique avec les aliments, l'infusion d'ipéca l'heure intercalaire) :

   Rhum ou cognac. . . . . . 40 gram.

   Julep simple. . . . Q. S. pour 120 cent. cubes.

Infusion d'ipéca, comme 3 de IV.

3. Appliquer le vésicatoire sur la région malade sans attendre le septième ou le neuvième jour.

4. Comme 2 de I. Prendre, en plus, trois fois par jour, dans du lait, une cuillerée à café de

Teinture de kola . . . . . . } āā 50 cent. cubes.
Teinture de coca . . . . . }
Acide citrique. . . . . Un gram.

VII. — *Pneumonie d'alcoolique, avec délire*

1. Comme pour I.

2. Alterner, heure par heure, les deux potions suivantes (une cuillerée de la potion alcoolique avec les aliments, une cuillerée de la potion opiacée l'heure intercalaire) :

a. Rhum ou cognac. . . . . . . 60 gram.
   Julep simple . . . Q. S. pour 120 cent. cubes.
b. Extrait thébaïque . . . . 0,05 à 0,10 centigr.
   Julep simple . . . . . . 120 cent. cubes.

3. Appliquer, dès le début, sur le thorax, des ventouses sèches et ensuite un vésicatoire sans attendre la chute de la fièvre.

VIII. — *Pneumonie aiguë chez un débilité antérieur*

[Pour les pneumonies dans le cours de la tuberculose, voir : *Tuberculose pulmonaire XI*].

1. Comme pour I. Joindre au régime du bouillon américain ou à la boule, du jus de viande, de la viande crue, des jaunes d'œuf dans le bouillon.

2. Appliquer le vésicatoire immédiatement, dès le diagnostic posé.

3. Administrer toutes les deux heures (entre les repas), une cuillerée de l'infusion d'ipéca (3 de IV) ; trois fois par jour, avec les aliments, prendre un verre à liqueur de

Vin de quinquina . . . . 1/2 litre.
Liqueur de Fowler. . . . . . . 5 gram.

ou de

Extrait alcool. de quinquina. . 6 gram.
Glycérine neutre. . . . . . . 50 cent. cubes.
Sirop d'éc. d'oranges amères . 250   —
Arséniate de soude. . . . . . . 0,10 centigr.

IX. — Pneumonie aiguë très grave avec hypotension artérielle très marquée et cardioplégie

1. Comme pour I et VIII.

2. Alterner, heure par heure, l'infusion d'ipéca (3 de IV) avec la potion suivante :

Teinture de cannelle . . . . . 2 gram.
Acétate d'ammoniaque 5   —
Eau de mélisse. . . . . 90 cent. cubes.
Sirop d'éther 30   —

une cuillerée de cette dernière potion avec les aliments, une cuillerée d'infusion d'ipéca l'heure intercalaire.

3. Matin et soir, faire une injection hypodermique avec 1 centimètre cube de

Caféine . . . .   } āā 2 gram. 50
Benzoate de soude . . . .
Eau distillée bouillie. Q. S. pour 10 cent. cubes.
                    de solution.

et, toutes les heures, inhalations d'oxygène : 10 litres dans les 24 heures.

4. Vésicatoire précoce. — L'appliquer dès qu'on est appelé à soigner le malade et que le diagnostic est posé.

[Voir : *Hypotension artérielle*].

Pyélite et pyélonéphrite suppurées d'origine lithiasique

I. — Poussées aiguës avec douleurs, vomissements, hydro-néphrose intermittente, urine purulente, menaces d'uré-mie.

1. Régime lacté absolu et exclusif: toutes les deux heures, jour et nuit sauf sommeil, prendre un bol de lait. Aucun autre aliment ni aucune autre boisson.

2. Avec chaque bol de lait, prendre un cachet conte-nant:

Salol. . . . .   0,25 centigr.
                                        N° 60.

3. Appliquer des pointes de feu sur les régions lom-baires. Renouveler, s'il y a lieu, cette application tous les huit jours.

4. Faire respirer, tous les jours, 10 à 20 litres d'oxy-gène.

II. — Poussées subaiguës, évolution intercalaire aux crises

1. Avec le lait, qui sera toujours pris en aussi grande quantité que possible, on pourra permettre des purées, des œufs et l'ensemble du régime végétarien.

2. Avec quatre des bols de lait, on prendra une pilule contenant:

Tanin. . . . . ˙ . . . .   0,25 centigr.
                                        N° 60.

et, avec quatre autres bols de lait, un paquet contenant:

Benzoate de lithine . . . . . . 0,10 centigr.

N° 60.

3. Faire, tous les matins, une friction avec la brosse de flanelle sur les quatre membres et appliquer, tous les huit jours, des pointes de feu sur les régions lombaires.

4. En été, aller faire une saison très surveillée à Évian.

III. — Persistance du mal malgré le traitement médical, symptômes constants avec exacerbations, accès de fièvre fréquents....

Intervention chirurgicale.

Ramollissement cérébral

(Sans ictus ou loin de l'ictus initial)

(Pour l'ictus initial, voir : *Apoplexie*).

I. — Ramollissement cérébral sans hémiplégie

1. Tous les étés, aller faire une saison à Balaruc.

2. En dehors de cela, de deux mois l'un, prendre à chaque repas une cuillerée de

Eau . . . . 300 cent. cubes.
Iodure de sodium . . . . . 10 gram.
Arséniate de soude . . . . . 0,10 centigr.

l'autre mois, prendre, à domicile, 30 bouteilles d'eau de Balaruc : une tous les matins (chauffée au bain-marie), par demi-verre, de demi-heure en demi-heure.

Si l'eau de Balaruc donnait la diarrhée persistante, la remplacer par l'eau de Vittel (Grande-Source).

3. Tous les huit jours, le soir au coucher, prendre une pilule de 0,15 centigr. d'aloès.

4. Régime et hygiène très surveillés. — Ni tabac, ni alcool. — Aucun excès. — Pas de travail intellectuel. — Vie au plein air, à la campagne, sans fatiguer. — Alimentation surtout végétarienne : œufs, laitage, légumes verts cuits, purées de légumes secs, poisson. Y joindre un peu de viande non faisandée et très cuite. — Boire du lait aux repas comme boisson habituelle et, à la fin du repas, un verre à Bordeaux de vin rouge vieux.

5. Tous les matins, friction sèche à la brosse de flanelle sur tout le corps.

II. — Ramollissement cérébral avec hémiplégie

1, 2, 3 et 4. Comme pour I.

5. Électrothérapie. — Courants continus, faibles puis moyens, appliqués tous les deux jours sur les membres paralysés : séance de 20 minutes, en deux parties séparées par un repos de 5 minutes.

Massage méthodique de tout le corps et spécialement des muscles du côté paralysé. — Mouvements passifs, régulièrement et successivement communiqués à tous les segments des membres paralysés. — Exercice personnel progressif des membres paralysés.

Rhumatisme

A. Rhumatisme articulaire aigu ou subaigu avec manifestations actuelles

I. — Rhumatisme articulaire aigu (forme légère) sans complications viscérales

1. Toutes les trois heures, de 6 heures du matin à 9 heures du soir, prendre un potage ou un bol de lait.

2. Demi-heure avant chacun de ces petits repas, prendre, dans un verre à Bordeaux d'eau de Vichy (Hauterive), un paquet contenant :

Antipyrine. . . . . . .   0,30 ou 0,40 centigr.

N° 50.

3. Le soir, à 10 heures (et s'il y a lieu à 11 heures), prendre un cachet contenant :

Poudre de Dower. . . .   0,50 centigr.

N° 20.

4. L'été suivant, aller faire une saison à Lamalou, Rennes ou une station similaire.

II. — Rhumatisme articulaire aigu (forme sérieuse) fébrile, polyarticulaire, sans complications viscérales

1. Toutes les deux heures, jour et nuit sauf sommeil, prendre un bol de lait additionné de 0,50 centigr. de bicarbonate de soude.

2. Toutes les deux heures, l'autre heure, prendre une cuillerée de

Salicylate de soude. . . . . .   4 gram.

Julep simple. . . . .   120 cent. cubes.

3. A la soif, dans l'intervalle, boire quelques gorgées de tisane de chiendent, additionnée de 4 gram. de sel de nitre par litre.

[Après la disparition des manifestations actuelles, suivre le traitement V ci-après].

III. — Rhumatisme articulaire aigu avec complications viscérales (cardiaques, péricardiques, pleurales ou pulmonaires).

1. Régime lacté comme pour II.

2. Toutes les deux heures, l'autre heure, prendre un cachet de 0,20 centigr. de bromhydrate de quinine et une cuillerée de.

Feuilles de digitale. . . . . . .   0,30 centigr.

Faire infuser dans

Eau . . . .   100 cent. cubes

Passer et ajouter :

Sirop de fl. d'oranger .   Q. S. p. 120 cent. cubes.

3. Appliquer, matin et soir, des sinapismes aux membres inférieurs et des ventouses sur la région thoracique malade.

Plus tard, appliquer sur la région malade un ou plusieurs vésicatoires.

[Après la disparition des accidents aigus, appliquer le traitement ci-après VI ou VII.]

IV. — Rhumatisme articulaire subaigu

1. Repas ordinaires, alimentation mixte.

Boire du lait en mangeant comme boisson habituelle aux repas ; ajouter seulement un demi-verre à Bordeaux ou un verre à Bordeaux de vin rouge à la fin de chaque repas.

2. Tant qu'il y a de la douleur, prendre, vingt jours par mois, une cuillerée à chaque repas de

Eau . . . . 300 cent. cubes.
Salicyl. de lithine . . . . . 10 gram.

Plus tard, quand la douleur est très atténuée ou disparue, remplacer cette solution par la suivante (à prendre de la même manière) :

Eau . . . . 300 cent. cubes.
Iodure de potassium . . . . . 10 gram.

3. Localement, sur l'articulation (ou les articulations) malade, appliquer de la teinture d'iode, des vésicatoires ou des pointes de feu.

4. Appliquer plus tard le traitement ci-après VIII.

B. Rhumatisme chronique ou rhumatisme aigu sans manifestations actuelles (diathèse rhumatismale)

V. — Diathèse rhumatismale avec douleurs sans complications viscérales

1. Alimentation mixte ; légumes verts cuits, laitage; pas de gibier ni de charcuterie.

Ni tabac ni alcool.

2. Alterner, mois par mois, les deux solutions suivantes, une cuillerée à chaque repas (20 jours de traitement et 10 jours de repos tous les mois) :

a. Eau. . . . . 300 cent. cubes.
Salicylate de lithine. . . . . 10 gram.
b. Eau. . . . . 300 cent. cubes.
Iodure de potassium . . . . 10 gram.

4. Tous les huit jours, le soir au coucher, prendre une pilule de 0,10 ou 0,15 centigr. d'aloès.

5. Tous les matins, friction sèche à la brosse de flanelle sur tout le corps.

Vie au plein air ; exercices du corps.

6. En mai et septembre, saison à Lamalou ou à une station thermale similaire.

Si impossible, deux séries de 20 à 25 bains de vapeur : trois par semaine, aux mêmes époques.

VI. — Diathèse rhumatismale avec lésion cardiaque

1. Alimentation mixte.

Comme boisson exclusive aux repas, lait additionné de 4 gram. de bicarbonate de soude par litre.

2. Vingt jours par mois, prendre, à chaque repas, une cuillerée de

> Eau . . . . 300 cent. cubes.
> Iodure de sodium. . . . . . . 10 gram.

et, tous les huit jours, le soir au coucher, une pilule de 0,10 ou 0,15 centigr. d'aloès.

3. Appliquer sur la région précordiale de la teinture d'iode, une série de mouches ou même un cautère volant.

4. En été, aller faire une saison à Bagnols (Lozère).

[Pour les accidents dus à la *Cardiopathie*, voir ce mot].

VII. — Diathèse rhumatismale avec lésion respiratoire

1. Alimentation tonique : viandes, œufs, laitage...

2. Alterner, mois par mois, les deux solutions sui-

vantes, une cuillerée à chaque repas (20 jours de traitement et 10 jours de repos chaque mois) :

    a. Eau . . . .   300 cent. cubes.
        Iodure de potassium . . .   10 gram.
b. Eau . . . .• . . .   300 cent. cubes.
    Arséniate de soude . . . . 0,10 centigr.

3. Appliquer sur la région malade des vésicatoires dans les poussées subaiguës ; plus tard, des pointes de feu tous les huit jours.

Sinapismes fréquemment appliqués sur les membres inférieurs.

Aloès tous les huit jours : 0,10 à 0,15 centigr., le soir au coucher.

4. En été, aller faire une saison à Luchon (les Eaux-Bonnes ou Cauterets) ; préférer le Mont-Dore s'il y a de l'éréthisme circulatoire ou de l'asthme ; ou en hiver Amélie-les-Bains.

VIII. — Diathèse rhumatismale avec arthropathie chronique monoarticulaire ou oligoarticulaire (hydarthrose...).

1. Régime tonique et mixte. Manger le plus et le mieux possible tout ce que l'estomac digèrera, sauf cependant le gibier et la charcuterie. Pas de tabac ni d'alcool.

2. Alterner, mois par mois, les deux solutions suivantes, une cuillerée à chaque repas (20 jours de traitement et 10 jours de repos tous les mois) :

    a. Eau . . . .   300 cent. cubes.
        Iodure de sodium. . . . . .   10 gram.
        Bromure de sodium   20   —
        Chlorure de sodium.   40   —

b. Eau. . . . . 300 cent. cubes.

Chlorure d'or et de sodium. . . . 0,10 centigr.

3. Sur l'articulation (ou les articulations) malade, appliquer des vésicatoires dans les poussées subaiguës; plus tard, des pointes de feu tous les huit jours.

4. Tous les huit jours, aloès: 0,10 à 0,15 centigr., le soir au coucher.

5. En été, aller faire une saison à Aix-les-Bains (ou aux eaux sulfureuses similaires), ou, s'il y a du lymphatisme marqué, à Balaruc (ou aux eaux salines chaudes similaires); ou, en hiver, à Dax.

Si impossible, prendre, à domicile, aux mêmes époques, deux séries de 20 à 25 bains sulfureux (à 80 gr.) ou salés (5 kilogr. de sel marin et une bouteille d'eaux-mères de Salies-de-Béarn).

IX. — *Diathèse rhumatismale avec altération du tube digestif*

1. Voir le mot *Dyspepsie* pour le traitement général, qui variera suivant l'espèce particulière de dyspepsie.

2. Appliquer souvent des sinapismes aux extrémités inférieures, et faire tous les matins une friction sèche à la brosse de flanelle sur tout le corps.

3. Aller, en été, faire une saison à Royat ou à Plombières.

X. — *Diathèse rhumatismale sans douleurs ni aucune manifestation actuelle*

1. Régime tonique, varié.— Plein air; exercices du corps. — Eviter le froid humide. — Pas de tabac ni

d'alcool. — Friction sèche tous les matins sur tout le corps.

2. Vingt jours par mois, boire aux repas de l'eau d'Evian, additionnée de 0,50 centigr. de benzoate de lithine par litre, et prendre à chaque repas une cuillerée de

Eau.	300 cent. cubes.
Iodure de potassium	10 gram.

3. Tous les quinze jours, prendre, le matin à jeun, une bouteille d'eau de Villacabras.

4. Deux fois par an, à l'automne et au printemps, prendre 25 bouteilles d'eau de Vittel (Grande-Source) : une bouteille tous les matins, par demi-verre de demi-heure en demi-heure entre les deux déjeuners, en promenant dans l'intervalle.

5. Tous les étés, aller faire une saison à Aix-les-Bains, suivie d'une saison à Evian.

C. Rhumatisme secondaire, infectieux

XI. — *Période aiguë*

1. Potage et vin toutes les quatre heures ; lait toutes les quatre heures; en intercalant (de manière à prendre quelque chose toutes les deux heures).

2. Avec chaque potage, prendre un cachet contenant:

Naphtol	0,20 centigr.
Benzonaphtol.	0,30 —

N° 40.

et, avec chaque bol de lait un cachet contenant 0,20 centigr. de bromhydrate de quinine.

3. Appliquer, matin et soir, de l'onguent napolitain

14

sur les articulations malades, laver souvent la bouche avec une solution de chlorate de potasse à 4 p. 150 ; arrêter les onctions s'il y avait de la salivation.

Repos au lit.

XII. — *Période subaiguë ou chronique*

1. Alimentation ordinaire ; régime tonique ; vin ; viandes, etc.

2. Appliquer, à diverses reprises, des pointes de feu sur l'articulation malade et l'immobiliser.

3. Prendre, matin et soir, dans du lait, quatre à huit gouttes de teinture d'iode ou une cuillerée de la solution iodurée (à 10 p. 300).

4. Aller faire une saison à Balaruc en été ou à Dax en hiver.

Syphilis

I. — Première année

1. Vingt jours par mois, pendant deux mois, prendre à chaque repas une pilule contenant:

> Protoiodure d'hydrargire . .   0,05 centigr.
> N° 40.

ou

> Protoiodure d'hydrargire .   0,05 centigr.
> Extrait thébaïque. . . . .   0,025 milligr.

Après ces deux mois, repos pendant un mois.— Puis recommencer, et cela à quatre reprises en tout (quatre trimestres).

2. Pendant les périodes d'hydrargire, prendre tous les jours 4 gram. de chlorate de potasse dans un verre d'eau, en gargarisme et en boisson.

Pendant les périodes sans hydrargire, prendre, à chaque repas, un verre à liqueur de

> Vin de quinquina . . . . . .   1/2 litre.
> Liqueur de Fowler. . . . . .   5 gram.

3. Alimentation tonique et réparatrice.—Vie au plein air, à la campagne. — Ni alcool ni tabac. — Aucun excès.

4. En été, aller faire une saison à Luchon ; ou, à défaut, prendre à domicile 25 bains sulfureux, à 80 gram., de 15 minutes ; un tous les deux jours.

II. - Deuxième année

1. Chaque trimestre, prendre 20 jours le mercure et 50 jours l'iodure de potassium, suivis de 20 jours de repos.— Quatre séries semblables dans l'année.

Pour le mercure, prendre les pilules 1 de I.

Pour l'iodure, prendre deux cuillerées par jour pendant 10 jours, trois pendant 10 jours et ainsi jusqu'à six pendant 10 jours de

Eau. . . . . 300 cent. cubes.
Iodure de potassium . . . . 20 gram.

aux repas, dans du lait, de la bière ou de l'eau vineuse.

2. Chlorate de potasse dans les périodes d'hydrargire et vin de quinquina au Fowler dans les périodes d'iodure comme 2 de I.

3 et 4. Comme pour I.

III. — Troisième année

1. Vingt jours par mois, prendre à chaque repas une cuillerée pendant 10 jours et deux cuillerées pendant 10 jours de

Eau. . . . . 300 cent. cubes.
Iodure de potassium . . . . . 30 gram.
Arséniate de soude . . . . . 0,05 centigr.

2. Tous les huit jours, le soir au coucher, prendre une pilule de 0,10 à 0,15 centigr. d'aloès.

3. Tous les matins, friction sèche à la brosse de flanelle; ou douche froide de 20 secondes, en jet, sur tout le corps sauf la tête; friction sèche et promenade à la suite.

4. Comme 3 de I.

5. En été, saison à Luchon ou à Aulus.

IV. — Années suivantes

1. Deux fois par an, au printemps et à l'automne, faire deux mois de traitement: 10 jours d'hydrargire

ut supra et 50 jours d'iodure de potassium à 2 gram. par jour les 10 premiers jours, 3 gram. les 10 suivants et ainsi de suite jusqu'à 6 gram. par jour (soit 2 à 6 cuillerées par jour de la solution 1 de II).

2. Tout le reste du temps, vin de quinquina au Fowler (2 de I).

3. Comme 3 et 4 de I.

V. — *Traitement commencé tardivement*

(Le malade ne consulte que la seconde année, par exemple, n'ayant été que mal, insuffisamment ou pas du tout traité dans la première année).

1. Prendre, pendant 20 jours, du sirop de Gibert: une cuillerée au premier déjeuner pendant 10 jours, une cuillerée à chaque déjeuner (le matin et à midi) pendant 10 jours.

Repos 10 jours.

Puis alterner l'hydrargire (20 jours de traitement et 10 jours de repos) et l'iodure de potassium (50 jours de traitement et 10 jours de repos): pour l'hydrargire, les pilules 1 de I (une par jour pendant 10 jours, deux par jour pendant 10 jours); pour l'iodure, la formule 1 de II (2 cuillerées par jour pendant 10 jours, augmenter d'une tous les 10 jours jusqu'à six par jour).

2. Comme 2 de II et 3 de III.

3. Comme 3 et 4 de I.

VI. — *Syphilis cérébrale*

1. Faire tous les jours une application et une friction avec l'onguent napolitain: gros comme une noisette, le matin sous les jarrets, le soir sous les aisselles.

Continuer cela pendant 10 jours, reposer 10 jours ; puis reprendre. Et ainsi pendant 2 mois.

Ou, pendant ces mêmes deux mois, faire tous les huit jours une injection hypodermique profonde (intramusculaire) d'huile grise :

Mercure pur. . . . . 20 gram.
Lanoline. 5   —
Vaseline liquide 35   —

Injecter chaque fois un dixième de centimètre cube, soit 0,05 centigr. de mercure.

Chlorate de potasse, 4 gram. par jour, en gargarisme et boisson.

2. En même temps, et à la suite, prendre deux cuillerées par jour de

Eau. . . . . 300 cent. cubes.
Iodure de potassium . . . . 30 gram.

augmenter d'une cuillerée tous les 5 jours jusqu'à six par jour et continuer à cette dernière dose (soit 9 gram. par jour) jusqu'à 60 jours de traitement ioduré.

3. Après ces deux mois de traitement mixte, tout suspendre pendant un mois et donner simplement trois cuillerées à café par jour de

Teinture de kola . . . . .) āā 50 cent. cubes.
Teinture de coca . . . . .)
Acide citrique . . . . 1 gram.
Arséniate de soude. . . . . 0,10 centigr.

4. Puis, le trimestre suivant, reprendre comme le précédent. Et ainsi à quatre reprises au moins.

Ensuite traitement comme III.

5. Pendant tout le traitement ci-dessus, repos absolu, aucun travail, aucun souci, ni aucune préoccupation.

Veiller à ce qu'il y ait une selle tous les jours.—Pren-

dre de plus une purgation tous les huit jours d'abord,
tousles quinze jours ensuite : une bouteille de Villacabras ou de Rubinat.

Appliquer fréquemment des sinapismes aux jambes
ou des vésicatoires, donner des bains de pied.— Si besoin, appliquer un cautère de chaque côté de la colonne,
à la nuque.

6. Aller, en été, faire une saison à Aulus.

Tuberculose pulmonaire

*I. — Tuberculose pulmonaire chronique en pleine évo-
lution, sans fièvre ni hémoptysies, avec un bon tube
digestif.*

1. Manger le plus et le mieux possible, en variant
l'alimentation.

Vivre au plein air, à l'abri des variations brusques
de température, du vent et des températures extrêmes.
Pour cela, habiter en hiver les climats chauds du littoral
méditerranéen (Cannes, Hyères, Menton, Grasse), ou
Amélie, et en été les climats frais d'altitude dans les
Pyrénées, les Alpes ou l'Auvergne; ou passer toute
l'année dans un sanatorium spécial, comme celui du
Cenigou.

Marcher et faire de l'exercice, mais sans arriver jusqu'à la fatigue. Le reste du temps, vivre au plein air sur
la chaise longue.

Pas de travaux intellectuels fatigants, ni de préoccupations d'affaires.

Distractions sans veillées tardives. Pas de jeu, de cercles, de cafés.

Aucun excès.

Ni tabac ni alcool.

Ne jamais cracher par terre ni dans son mouchoir;
se servir de crachoirs à couvercles, qui seront vidés
dans les lieux et lavés avec une solution de sublimé à
$1/2000$. Voir: *Maladies infectieuses; procédés généraux de
désinfection.*

[Ce régime et cette hygiène seront mieux obtenus et,

dans certains cas même, seront exclusivement obtenus dans un sanatorium spécial, comme celui du Vernet, où la direction médicale est constante et absolue].

2. En hiver, prendre la plus grande quantité possible (2 à 4 verres à liqueur par jour) de

Huile de foie de morue . . . 1 litre.
Créosote pure . . . . 25 gram.

En été, prendre, matin et soir, en lavement, un demi-verre d'eau chaude, dans lequel on aura émulsionné, avec un demi-jaune d'œuf, une cuillerée de

Huile d'olives . . . . 300 cent. cubes.
Créosote pure . . . . 30 gram.

S'il n'y a pas eu de selle depuis vingt-quatre heures, faire précéder le lavement médicamenteux d'un lavement ordinaire à rendre.

S'il y a de la diarrhée, donner le lavement avec une cuillerée de

Huile d'olives. . . . . . . 300 cent. cubes.
Créosote pure . . . . . . 30 gram.
Laudanum de Sydenham. . 3 —

3. Alterner, mois par mois, le phosphate de chaux (0,50 centigr. de phosphate neutre en poudre à chaque repas) ou une cuillerée à chaque repas de

Diphosphate de chaux. . . . 10 gram.
Eau . . . . 300 cent. cubes.

et la solution suivante (une cuillerée à chaque repas):

Eau. . . . . 300 cent. cubes.
Arséniate de soude. . . . . 0,10 centigr.

ou la suivante (à la même dose quotidienne):

Extrait alcool. de quinquina. . 6 gram.
Glycérine neutre. . . . . . . 50 cent. cubes.
Sirop d'éc. d'or. amères . . . 250 —
Arséniate de soude. . . . . . 0,10 centigr.

Chaque mois, vingt jours de traitement et dix jours de repos (pour 2 et pour 3).

4. Appliquer, tous les 8 ou 10 jours, des pointes de feu superficielles sur les régions thoraciques malades.

5. Aller, tous les étés, faire une saison de 20 à 25 jours aux Eaux-Bonnes.

II. — Même maladie avec localisations laryngées

1, 2, 3 et 4. Comme I.

5. Remplacer les Eaux-Bonnes par Cauterets.

6. Faire des pulvérisations dans la gorge, trois fois par jour, avec deux cuillerées de

Acide phénique . . . . . }
Chlorhydrate de cocaïne. } ãã 0,25 centigr.
Glycérine . . . . 100 gram.
Eau. . . . . . . Q. S. pour faire un demi-litre.
(Usage ext.)

Ou toucher avec une solution de menthol dans l'huile d'amandes douces : 10 à 20 pour 100.

7. Si l'alimentation devient impossible ou très difficile, donner des lavements alimentaires avec des œufs dans du lait avec du rhum, ou de la peptone dans du bouillon.

III. — Même maladie avec un certain degré d'éréthisme
circulatoire

1, 2, 3 et 4. Comme I.

5. Aller, tous les étés, faire une saison à Alevard, ou en hiver à Amélie.

IV.— Même maladie avec hémoptysies antérieures (sans hémoptysie actuelle)

1, 2, 3 et 4. Comme I.

5. Aller, en été, faire une saison très surveillée au Mont-Dore ou au Vernet.

V.— Même maladie avec poussées bronchopneumoniques fréquentes et récentes ou avec hémoptysies fréquentes et récentes.

Tout comme pour I ; mais supprimer complètement la saison d'eaux minérales.

VI.— Tuberculose pulmonaire chronique tout à fait au début, avec antécédents fortement lymphatiques, adénopathies multiples (cervicales, trachéobronchiques, etc.).

1. Mêmes règles que pour I, en choisissant le séjour aux bords mêmes de la mer pour le climat d'hiver.

2. Comme pour I.

3. Donner le matin et le soir à 4 heures, dans un bol de lait, une cuillerée de

Eau.	300 cent. cubes.
Iodure de sodium.	10 gram.
Bromure de sodium. . . .	20 —
Chlorure de sodium.	40 —

4. Comme pour I, ou appliquer un cautère sur la région sous-claviculaire malade.

5. En été, saison à Uriage ou à la Bourboule.

VII. — Tuberculose pulmonaire chronique avec un tube digestif moins parfait et quelques tendances à la diarrhée.

1. Comme pour I. Seulement choisir un peu plus les aliments : éviter les crudités, le gibier ; faire les repas à des heures très régulières ; boire de l'eau de Bussang en mangeant.

2. Donner, toute l'année, 20 jours par mois, les deux lavements par jour avec l'huile créosotée laudanisée (2 de I).

En hiver, on pourra essayer l'huile de foie de morue sans créosote, ou mieux le mélange suivant :

Huile de foie de morue . ⎰
Eau seconde de chaux . . ⎱ āā 450 cent. cubes.
Eau de laurier-cerise . . .   100   —

ou celui-ci :

Huile de foie de morue . ⎰
Eau seconde de chaux. . ⎱ āā 400 cent. cubes.
Kirsch.   200   —

mais suspendre immédiatement dès les premiers signes d'intolérance gastrique ou intestinale.

3. Administrer des pilules de 0,25 centigram. de tanin : deux le 1er jour, en augmentant d'une tous les jours jusqu'à huit par jour et en continuant à cette dernière dose s'il y a tolérance.

4. Comme pour I.

5. Saison, en été, à Cauterets (Mauhourat) ou à Royat.

VIII. — Diarrhée chronique dans la tuberculose pulmo-
naire.

1. Réduire l'alimentation à des viandes rôties et des
œufs à la coque.

2. Si les lavements à l'huile créosotée laudanisée sont
supportés, les donner (comme 2 de I) ; sinon, donner
des lavements simplement laudanisés : six à huit gouttes de laudanum de Sydenham dans un quart de lavement amidonné, et alors donner en injections hypodermiques le mélange suivant :

> Huile d'olives stérilisée . . . 1/2 litre.
> Créosote pure. . . . . 50 cent. cubes.

Faire tous les jours une injection hypodermique
avec l'appareil de Gimbert : 1 à 10 et 15 cent. cubes.

3. Donner, toutes les deux heures, une cuillerée de

> Acide lactique . . . . 5 gram.
> Eau . . . . 200 cent. cubes.
> Sirop de coings. 100   —

4. Comme pour I.

IX. — Tuberculose pulmonaire chronique avec anorexie
et dyspepsie complètes

1. Supprimer toute espèce de médicaments internes.
Administrer seulement les lavements créosotés (2 de I),
s'ils sont conservés, ou les injections hypodermiques
d'huile créosotée (2 de VIII), si les lavements ne sont
pas supportés.

2. Comme régime, donner toutes les trois heures,
jour et nuit sauf sommeil, deux œufs à la coque, 20 à
30 grammes de viande crue en boulettes ou en purée et

un bol de lait (la viande crue en purée peut être mise dans des cachets).

3. Si cette alimentation n'est pas supportée ou n'est supportée qu'à dose insuffisante, gaver avec la sonde.

Trois fois par jour, après avoir badigeonné la gorge avec une solution de cocaïne à 3 pour 100, introduire le tube dans la moitié supérieure de l'œsophage et par là faire pénétrer, chaque fois, 40 à 100 gram. de poudre de viande délayée avec trois cuillerées de sirop de punch dans un bol de lait (de manière à ce que le mélange soit très liquide).

4. Mêmes règles que pour I pour la vie au plein air (exclusivement sur la chaise longue).

5. Ni pointes de feu ni saisons minérales.

X. — *Même maladie avec toux fréquente et pénible*

Même traitement que pour I ; et en plus :

    Sirop de Tolu. . . . . . . 300 cent. cubes.
    Eau dist. de laur.-cerise. . . 100 gram.
    Teinture d'aconit. . . . . . Cent gouttes.
trois à cinq cuillerées par jour.
    Ou :
    Terpine. . . . . 0,20 centigr.
    Codéine. 0,01   —
pour une pilule.   N° 60.
    Quatre à cinq par jour ;
ou badigeonner le pharynx avec
    Chlorhydrate de cocaïne . . . 0,25 centigr.
    Glycérine neutre. . . . . . . 10 gram.
ou avec
    Bromure de potassium. . . . 20 gram.
    Eau distillée. . . . . 30 —

XI. — *Poussées subaiguës fébriles dans la tuberculose pulmonaire chronique*

1. Supprimer complètement les promenades, la marche, les fatigues ; mais pas la vie extérieure : longues heures au plein air sur la chaise longue.

2. Repas comme 2 de IX.

3. Prendre, toutes les trois heures, à égale distance des petits repas, une cuillerée de

Ipéca . . . .   2 gram.
Faire infuser dans
Eau. . . . .   100 cent. cubes.
Réduire à 90 ; passer et ajouter :
Sirop de polygala. . . . . .   30 cent. cubes.

4. Appliquer, les premiers jours, des sinapismes ou des cataplasmes sinapisés sur les membres inférieurs et des ventouses sèches sur la poitrine.

Plus tard, appliquer des vésicatoires sur les régions malades.

XII. — *Période hectique de la tuberculose pulmonaire chronique*

1. Toutes les trois heures, viande crue en boulettes ou en purée et, immédiatement après, une cuillerée de

Rhum. . . . .   30 gram.
Julep simple. . . .   Q. S. pour 120 cent. cubes.

2. Deux fois par jour, prendre, dans un bol de lait, une cuillerée à café de

Teinture de kola . . . . . . }
Teinture de coca . . . . . . } ãã 50 cent. cubes
Acide citrique . . . .   1 gram.

3. Le soir, une ou deux pilules de 1 demi-milligr. de sulfate neutre d'atropine.

4. S'il y a lieu, ajouter:

a. Des inhalations d'oxygène: 10 litres par 24 heures, par séances courtes, en pressant le ballon et en poussant le gaz plutôt qu'en faisant respirer le malade;

b. Des injections hypodermiques de caféine: matin et soir, 1 centim. cube de

Caféine. . . . . ⎫
Benzoate de soude. . . . . . . ⎬ ā̄ā 2 gram. 50.
Eau distillée bouillie. . Q. S. pour 10 cent. cubes
        de solution.

ou de

Camphre . . . . 25 gram.
Huile d'olives pure stérilisée. . Q. S. pour 100
        cent. cubes.

c. Des injections de morphine: 1 centim. cube, matin et soir, de

Chlorhydrate de morphine. . . 0,10 centigr.
Sulfate neutre d'atropine . . . 0,005 milligr.
Eau distillée bouillie. . . . Q. S. pour 10 cent.
        cubes de solution.

XIII.—Hémoptysies dans la tuberculose pulmonaire

1. Supprimer toute la médication ordinaire, condamner le malade au repos et au silence absolus; ne lui permettre de correspondre qu'avec l'ardoise; aérer largement la chambre sans courant d'air; ne pas laisser lever le malade de son lit.

2. Lait glacé comme unique alimentation: quelques cuillerées toutes les heures, ou mieux une tasse toutes les deux heures.

3. Trois ou quatre fois par jour, promener des sinapismes aux extrémités inférieures ; envelopper les pieds et les jambes avec de la ouate et du taffetas ciré.

4. Faire, matin et soir, une injection hypodermique d'ergotine : 1 centim. cube d'ergotine Yvon chaque fois.

5. Administrer dans chaque tasse de lait un paquet de 0,10 centigr. de calomel jusqu'à effet purgatif.

6. Ne pas mettre de vésicatoire sur le thorax.

XIV. — Embarras gastrique dans le cours de la tuberculose pulmonaire chronique

Interrompre toute médication pendant quelques jours.

Administrer 1 gram. 20 d'ipéca en trois paquets (de 5 en 5 minutes).

Donner ensuite, après chaque petit repas, 1 gram. de bicarbonate de soude et une cuillerée de vin de gentiane.

XV. — Fièvre prébacillaire, fièvre infectieuse initiale de la tuberculose pulmonaire, sans signes physiques bien nets au thorax.

1. Donner, toutes les trois heures régulièrement, jour et nuit, 0,25 centigr. d'antipyrine, en cachet ou dans un verre à Madère d'eau de Vichy.

2. Vie extérieure, au plein air, sans marcher du tout.

3. Alimenter malgré la fièvre : lait, viande crue, jus de viande, bouillon américain, poudre de viande, vin.

XVI. — Tuberculose aiguë généralisée : granulie

1. Séjour au lit, dans une chambre largement et constamment aérée.

15

2. Toutes les deux heures, un bol de lait avec de la purée de viande ou un œuf à la coque.

3. Ventouses sur la poitrine; jambes enveloppées jusqu'au genou dans de la ouate et du taffetas ciré.

4. Toutes les deux heures (entre les repas), prendre une cuillerée de

Iodure de potassium.	1 à 4 gram.
Julep simple..	120 cent. cubes.

et, toutes les deux heures (avec les repas), une pilule contenant :

Bromhydrate de quinine . . .	0,10 centigr,
Tanin.	0,20 —

5. Si la maladie dure et paraît pouvoir passer à l'état chronique et même subaigu, commencer immédiatement les lavements créosotés (2 de I).

Typhlite et Appendicite

I. —· Poussée aiguë de typhlite actuelle, crises de colique
appendiculaire

1. Mettre le malade dans un grand bain tiède, dans lequel il restera demi-heure, trois quarts d'heure, une heure ou plus, si c'est nécessaire.

2. Administrer, toutes les heures, une cuillerée de

    Huile de ricin . . . . . . ⎫
    Huile d'amandes douces ⎬ ãã 30 cent. cubes.

    Sirop de limons.   60   —

(quelquefois il est nécessaire d'ajouter 1 goutte d'huile de croton tiglium).

Arrêter l'administration du médicament quand on a obtenu une bonne selle.

3. Appliquer sur la fosse iliaque de l'onguent napolitain belladoné (à 1 p. 30) et, par dessus, un large cataplasme, bien mince, de farine de lin.

II. —Abonnés de la typhlite dans la période interca-
laire aux poussées aiguës

1. Alimentation mixte laissant peu de résidus.

2. A chaque repas, prendre un cachet contenant:

    Benzonaphtol. . . . .   0,50 centigr.
                              N° 20.

et tous les soirs, au coucher, une pilule contenant:

    Poudre de belladone. . . . ⎫
    Extrait de belladone. . . . ⎬ ãã 0,01 centigr.
    Podophyllin . . . . ⎭

                         N° 20.

(assurer une selle quotidienne).

3. Appliquer sur la fosse iliaque droite (si elle reste douloureuse et empâtée) de la pommade belladonée tous les jours et des pointes de feu tous les huit jours.

4. Aller, en été, faire une cure à Châtel-Guyon.

III. — *Inefficacité du traitement médical, engorgement cæcal ou appendiculaire persistant*

Intervention chirurgicale.

Ulcère de l'estomac

I. — En dehors des hématémèses

1. Régime lacté absolu et exclusif: toutes les deux heures, jour et nuit sauf sommeil, prendre un bol de lait. — Aucun autre aliment ni aucune autre boisson.

Dans le lait on peut ajouter de la lactose ou des poudres de viande.

Si ce régime monotone était trop mal accepté ou que la quantité de lait ingéré devint inférieure à 2 litres par 24 heures, ajouter quelques purées de légumes secs, des œufs à la coque ou même un peu de hachis de viande bien cuite.

2. Avec chacun de ces petits repas, toutes les deux heures, prendre 1 gram. de bicarbonate de soude dans le lait et 0, 25 centigr. de benzonaphtol en cachet.

3. Tous les soirs, au coucher, prendre une pilule contenant:

> Poudre de belladone . . . ⎰ āā 0,01 centigr.
> Extrait de belladone . . . ⎱

Si cela ne suffisait pas à assurer la régularité des selles, prendre deux fois par semaine, le matin, un verre à Bordeaux de Janos ou de Villacabras.

4. Si la douleur était trop vive, faire discrètement (et sans livrer la seringue au malade) quelques injections hypodermiques avec

> Eau distillée bouillie. .   10 cent. cubes.
> Chlorh. de morphine. .   0,10 centigr.
> Sulfate neut. d'atropine.   0,005 milligr.

5. Hygiène sévère. — Aucune secousse, aucun exer-

cice violent. — Vie au plein air, mais au repos. —
Aucun excès.

II. — *Traitement des hématémèses*

1. Repos absolu au lit, sans parler ni remuer.

2. Quelques cuillerées de lait glacé toutes les heures
comme seule alimentation.

3. Toutes les heures, 1 ou 2 centigram. d'extrait
thébaïque avec le lait ou, matin et soir, injection hypodermique d'un demi centim. cube ou d'un centim. cube
de la solution de morphine ci-dessus.

4. Si cela ne suffisait pas, appliquer de la glace sur
l'estomac, suspendre toute espèce d'alimentation par la
bouche, donner des lavements alimentaires avec du
lait, de l'eau-de-vie, des peptones ou un jaune d'œuf,
et faire une ou deux fois par jour une injection hypodermique d'un centim. cube d'ergotine Yvon.

5. Si tout cela ne suffit pas, pratiquer la transfusion,
ou faire des injections de Serum artificiel (Voir: *Hypotension artérielle*).

Vers intestinaux

I. — Oxyures vermiculaires

Lavements à l'eau salée, l'eau sucrée ou l'eau additionnée de glycérine par égales parts.

II. — Ascarides lombricoïdes

Santonine.	0,05 centigr.
Calomel	0,15 —
Sucre de lait.	Q. S.

pour un paquet ; N° 4.

Un à quatre le matin à jeun, dans du lait, à demi-
heure l'un de l'autre.

III. — Tænias et bothriocéphale

Capsules d'extrait éthéré de fougère mâle et de calomel : 4 gram. de l'un et 0,50 centigr. à 1 gram. de l'autre en 15 à 20 capsules : deux toutes les 10 minutes.

Ou :

Pelletierine de Tanret : un flacon à absorber, le matin à jeun, le malade étant au lit. — Demi-heure après,
prendre deux cuillerées d'eau-de-vie allemande dans
deux cuillerées de sirop de nerprun.

Pour l'un ou l'autre médicament, ne donner que du
lait comme aliment exclusif la veille au soir; pendant
l'expulsion, éviter de rompre le ver, s'assurer de la présence ou de l'absence de la tête dans les fragments
rendus et, en cas d'insuccès, ne recommencer un traitement qu'après plusieurs mois et après expulsion
spontanée de nouveaux cucurbitins.

FIN

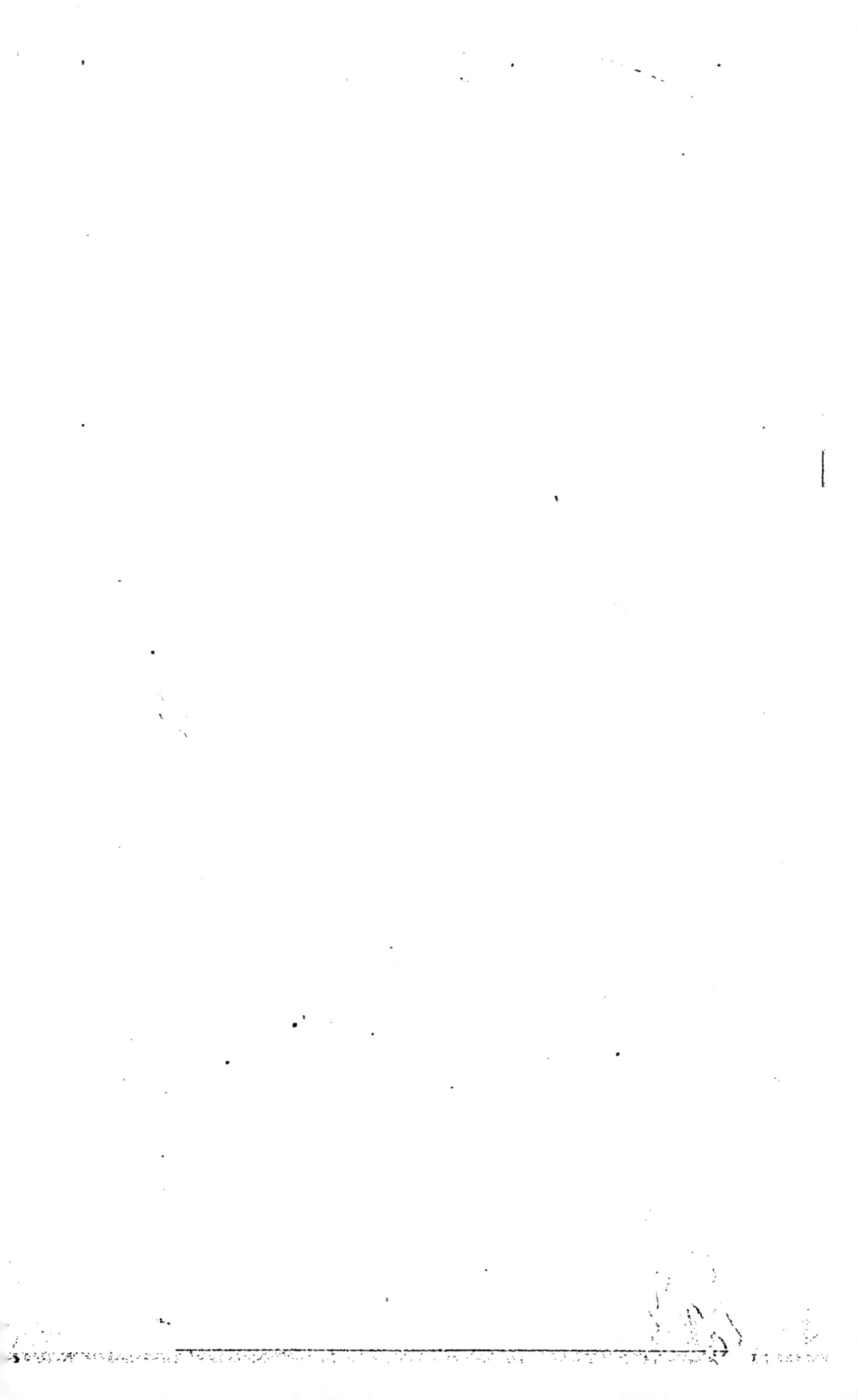

APPENDICE

QUELQUES PRINCIPES DE DÉONTOLOGIE

(DEVOIRS DES MÉDECINS ENTRE EUX)

1. La médecine et les médecins ne seront honorés et estimés à leur valeur, que si les médecins eux-mêmes donnent l'exemple de la considération réciproque et suivent scrupuleusement, dans leurs rapports mutuels, les règles de haute convenance, que la coutume, à défaut de la loi, impose à la conscience de chacun.

2. Il est regrettable qu'il n'existe pas un Conseil de l'ordre dans notre corporation.

Les associations et les syndicats se fondent en général pour la défense de nos droits : il serait bon que nous leur reconnaissions le pouvoir de surveiller l'exécution de nos devoirs.

ARTICLE Ier. — *Médecins traitants*

3. Nul ne doit entrer comme médecin dans une maison, sans s'être préalablement assuré qu'il n'y a pas déjà de médecin traitant.

Les seules exceptions ou restrictions à ce principe sont indiquées dans les trois paragraphes (4, 5 et 6) qui suivent.

4. En cas d'urgence absolue, si on se trouve plus près du malade que le médecin ordinaire, ou en cas d'urgence simple, si le médecin ordinaire est absent ou empêché, on doit aller visiter le malade qui appelle et faire telles prescriptions que l'on croira convenables.

Mais on ne doit faire que cette seule visite d'urgence ; on ne doit pas revenir dans la maison, même pour prendre des nouvelles du malade (sans faire de prescription), si on n'y est pas formellement invité par le médecin traitant.

On recommandera à la famille de communiquer au médecin traitant la visite d'urgence qui a été faite et les prescriptions qui ont été laissées.

Si on soupçonnait que cette visite peut être dissimulée ou dénaturée auprès du médecin ordinaire, on ferait bien de le prévenir soi-même, de vive voix ou par écrit.

Sans que ce soit un devoir strict pour lui, le médecin traitant fera bien de convoquer à une très prochaine visite commune le confrère qui a bien voulu faire la visite d'urgence.

Le médecin traitant devra veiller à ce que les honoraires de son confrère soient réglés avant les siens ou tout au moins au même moment.

5. Lorsque le médecin ordinaire est malade, on peut aller voir le client qui vous appelle et continuer à le soigner pendant la durée de la maladie du confrère.

Sans que ce soit un devoir strict, il est bien de prévenir le confrère malade et même, si son état de santé le permet et si la maladie du client est importante, d'aller de temps en temps l'entretenir du cas, afin qu'il puisse conserver la pensée ou l'illusion d'une certaine intervention dans le traitement.

Dès que le médecin ordinaire a recouvré la santé, il faut lui remettre, dans une visite commune, le client soigné en son absence.

A moins de conventions contraires, les honoraires devront, en général, être intégralement payés au médecin ordinaire malade que l'on a remplacé. Ceci n'est pas cependant un devoir strict.

Lorsque le médecin ordinaire est absent pour un certain temps, on peut voir et suivre ses malades, à condition de les lui remettre, dans une visite commune, dès son retour.

6. Un client peut vouloir changer de médecin.

S'il s'agit d'une maladie non encore traitée ou traitée par un médecin mort ou traitée seulement hors de la ville que l'on habite, il n'y a aucune difficulté et on se rend à l'appel du malade.

S'il s'agit d'une maladie en cours de traitement, sous la direction d'un confrère, il faut, avant de faire aucun acte médical, exiger que la volonté formelle de changer de médecin ait été exprimée positivement au médecin traitant (qui cesse par suite absolument ses visites).

Dans un certain nombre de cas, on pourra, avant de prendre la direction du traitement, exiger que les honoraires du précédent médecin traitant aient été réglés.

Toutes les fois qu'on soupçonnera la famille de vouloir dissimuler ou fausser la situation, on devra prévenir soi-même le médecin précédent de vive voix ou par écrit.

7. Dans tous les cas prévus dans les trois paragraphes précédents, on prescrira suivant sa conscience, mais on

s'abstiendra toujours de toute critique, ouverte ou détournée, de la conduite du médecin que l'on remplace ou à qui l'on succède.

Les familles dissimulant ou faussant souvent la vérité, par ignorance ou par mauvaise foi, il est important de ne jamais accuser un confrère d'avoir contrevenu à notre principe 3, sans s'être assuré par soimême qu'il a été réellement prévenu des circonstances qui rendent son attitude incorrecte.

ARTICLE II.— *Médecins consultants*

9. Quand une consultation est demandée, soit par le médecin soit par la famille, le médecin traitant peut proposer un consultant ; mais, si la famille en désire un autre, le médecin ordinaire doit l'accepter, quelle que soit son apparente infériorité comme âge, grade ou situation, pourvu que son honorabilité, personnelle et professionnelle, soit indiscutable.

10. On peut accepter une consultation avec un médecin homéopathe, à la condition absolue que la discussion portera exclusivement sur le diagnostic et que la conclusion thérapeutique de la conférence sera, sans discussion doctrinale, formulée suivant les règles et les doses de la thérapeutique classique.

Dans aucun cas, on ne doit accepter une consultation, plus ou moins dissimulée, avec une personne qui exerce illégalement la médecine.

11. Pendant son examen clinique et après cet examen, en présence du malade et de sa famille, le médecin consultant ne doit rien dire, ouvertement ou à mots

couverts, qui puisse laisser deviner son diagnostic, surtout s'il y a une divergence d'opinion avec le médecin traitant.

Il ne doit non plus rien indiquer du traitement qu'il veut instituer avant d'avoir été conférer avec son confrère.

12. La conférence entre le consultant et le traitant doit toujours être secrète.

Les résultats en seront communiqués à la famille, au nom des deux médecins.

S'il y a une consultation écrite, les deux médecins la signeront.

13. S'il y a une divergence d'opinion entre les deux confrères, le consultant fera la prescription que lui dicte sa conscience, sans faire de concession à la camaraderie ou à tout autre sentiment, de même qu'il aura le facile courage de se retirer sans rien ordonner de nouveau s'il partage absolument l'avis du traitant.

En tout cas, une fois revenu en présence de la famille, il ne proclamera pas la divergence d'opinion, si elle existe, et la nouveauté du traitement prescrit.

Il présentera les prescriptions faites comme le corollaire et la suite des prescriptions précédentes, ou comme la réponse à des indications nouvelles qui n'existaient pas les jours précédents.

Si cependant il y a une divergence d'opinion profonde et persistante et que le médecin traitant en exprime formellement le désir, le consultant doit, avec beaucoup de ménagement et de courtoisie, révéler à la famille (en dehors du malade) la divergence d'opinion et demander l'appel d'un nouveau consultant.

Si le second consultant est de l'avis du premier, le traitant doit se retirer ou accepter la manière de voir des consultants.

Si, au contraire, le second consultant est de l'avis du traitant, il va de soi que le premier consultant n'a qu'à s'incliner.

14. Le consultant ne doit pas revenir dans la maison en l'absence du traitant, même pour prendre des nouvelles du malade, à moins que le médecin ordinaire ne l'y ait formellement invité ou autorisé.

15. Dans aucun cas, un médecin ne peut devenir traitant dans une maison où il a été appelé comme consultant (à moins que le traitant ne soit mort.)

Le client peut changer de médecin et alors le consultant peut continuer à venir en consultation avec le nouveau médecin ordinaire.

16. Si le médecin traitant ne se rend pas à une consultation décidée, soit qu'il n'ait pas été prévenu par la famille, soit qu'il ait eu des impossibilités personnelles, le médecin consultant doit se retirer sans examiner le malade, toutes les fois que la consultation a lieu dans la ville où réside le consultant.

Si le consultant a été appelé hors de sa résidence, il peut examiner le malade sans son confrère; mais il ne dit en rien sa manière de voir, ne formule rien et écrit au médecin traitant pour lui communiquer son diagnostic et les prescriptions qu'il propose.

Article III. — *Consultations dans le Cabinet*

17. Le Cabinet est un terrain neutre, sur lequel on peut donner une consultation à tous les malades qui la demandent, quel que soit leur médecin traitant.

18. Cependant, dans l'intérêt même du malade et par convenance pour les confrères, il faut, en général, recommander aux malades de ne jamais venir consulter dans le Cabinet sans avoir prévenu leur médecin ordinaire.

A cause de cela, le médecin consulté dans son cabinet doit toujours commencer par demander au client qui est son médecin, s'il n'a pas de lettre à lui remettre et avertir ce client qu'il devra remettre la nouvelle consultation à son médecin ordinaire et n'en rien exécuter sans l'assentiment préalable de ce médecin traitant.

Si le client résiste, il faut lui représenter énergiquement que rien n'est plus préjudiciable à un malade et rien n'est plus antimédical que de consulter plusieurs médecins, en dehors les uns des autres, pour choisir ensuite la consultation qui plaît le plus.

Le médecin traitant doit toujours centraliser les diverses consultations que le malade juge à propos d'aller demander de divers côtés.

19. Averti de l'intention de son client d'aller trouver un confrère dans son Cabinet, le médecin traitant doit lui remettre une lettre détaillée ou quelques mots d'introduction sur sa carte, suivant l'importance et la nature du cas.

20. Le consultant rédige, après examen, une consultation écrite.

Si la nature du cas ou les circonstances le permettent, il mettra, au haut de la consultation, son diagnostic détaillé (sans phrases, en une ou deux lignes qui signalent les points vraiment importants).

Dans bien des cas au contraire (qu'il est superflu de préciser), le consultant ne remet au malade que ses prescriptions détaillées et il écrit directement au médecin traitant son diagnostic, son pronostic, en y ajoutant telles considérations qu'il juge à propos.

Pour marquer au client qu'on juge l'intervention du médecin traitant indispensable et qu'on ne veut en rien se substituer à lui, on fera bien d'inscrire en toutes lettres, au bas, que cette consultation doit être remise et soumise au médecin ordinaire.

21. Le médecin ordinaire, au reçu de la consultation, la met à exécution et en surveille l'application.

Si cependant elle heurtait complètement sa manière de voir, il peut surseoir à l'exécution sous un prétexte quelconque et entrer en correspondance directe avec le médecin consultant.

En tout cas, le médecin traitant garde le droit de modifier les doses ou la nature des médicaments prescrits, suivant les indications de chaque jour.

22. Les principes 9 et 10 énoncés ci-dessus s'appliquent aussi bien aux consultants dans le Cabinet qu'aux consultants à domicile.

ARTICLE IV.— *Médecins d'eaux et spécialistes*

23. Quand un médecin a prescrit une saison d'eaux minérales à un malade, il a le droit strict de lui tracer en détails le traitement qu'il aura à y suivre.

Mais, dans la presque totalité des cas, il ne doit pas agir ainsi.

Il doit adresser son malade à un des médecins de la station.

24. Il remet alors. pour ce médecin d'eaux une lettre, plus ou moins détaillée suivant le cas, dans laquelle il donne, avec son diagnostic, les motifs qui ont déterminé le choix de cette station.

Il y ajoute les particularités qu'il croit utiles à l'organisation du traitement et, tout en laissant le médecin de la station maître de la direction quotidienne, il peut même ajouter (de confrère à confrère) quelques indications sur la manière dont il comprendrait le traitement.

25. Le médecin d'eaux institue et dirige le traitement pendant le séjour du malade dans la station.

Il est, pendant tout ce temps, entièrement substitué au médecin ordinaire, dont il a tous les droits et tous les devoirs.

26. Au départ du malade, le médecin d'eaux doit lui remettre, pour le médecin ordinaire, une lettre dans laquelle il résume le traitement suivi dans la station, les incidents survenus pendant le séjour et ses propres vues sur le cas.

Il peut, s'il le juge à propos, ajouter quelques conseils pour le traitement ultérieur du client.

Mais ces conseils sur le traitement ultérieur ne peuvent être que dans une lettre au médecin ordinaire.

Le médecin d'eaux doit s'abstenir (quoiqu'il ait le droit strict de faire le contraire) de donner directement au malade (et pour lui) une consultation écrite pour les mois qui suivent la cure, consultation dans laquelle le médecin d'eaux aurait l'air de se substituer au médecin ordinaire ou de vouloir le faire mettre de côté.

J'engage aussi les médecins d'eaux (quoique là encore ils aient le droit absolu de faire le contraire) à ne faire pendant la saison d'eaux à leurs clients (et clientes) que les opérations chirurgicales d'urgence absolue, réservant aux médecins ordinaires les interventions (même gynécologiques) qui ne sont pas absolument pressantes.

27. Pour l'hydrothérapie, quand il n'y a pas de médecin spécialement attaché à l'établissement, le médecin ordinaire doit fixer par le détail le traitement à suivre et sa technique.

Mais s'il y a un médecin spécial attaché à l'établissement dans lequel on envoie le malade, les devoirs réciproques du médecin traitant et du médecin hydropathe sont les mêmes que pour les médecins d'eaux (paragraphes 23, 24 et 25 ci-dessus).

28. Mêmes règles aussi pour les rapports avec les médecins électriciens.

29. Les spécialistes (oculistes, laryngologistes, etc.)

doivent toujours demander à leur client de ne venir les trouver qu'avec l'autorisation, et si c'est possible avec une recommandation, de leur médecin ordinaire.

Le médecin traitant peut ne demander au spécialiste qu'un diagnostic et une consultation : le spécialiste fait tous les examens nécessaires, rédige la consultation et renvoie le malade à son médecin traitant.

D'autres fois, le médecin ordinaire confie complètement son malade au spécialiste, non seulement pour diagnostiquer, mais pour traiter entièrement la maladie locale dont il est atteint.

Le spécialiste s'acquitte alors de cette tâche en tenant de temps en temps le médecin ordinaire au courant de ce qui se passe, en le conviant même parfois, s'il y a lieu, à des visites communes.

Quand la maladie locale est finie, le spécialiste n'oublie pas que son rôle est terminé et renvoie le malade au médecin ordinaire avec une lettre explicative ou après une visite commune.

30. Les devoirs seront les mêmes pour un chirurgien ou un accoucheur appelés par un confrère qui fait exclusivement de la médecine.

Conclusion générale.

31. Les médecins doivent donner à leurs clients et au public l'exemple de la considération et de l'indulgence réciproques.

Ils ne doivent jamais dire, insinuer ou même laisser supposer du mal les uns des autres.

Ils ont tout intérêt à se considérer entre eux jamais

comme des ennemis et des rivaux, toujours comme des collaborateurs et de vrais confrères.

Ils obtiendront facilement ce grand résultat en mettant la plus scrupuleuse honnêteté, ou plus simplement une inaltérable sincérité et une indiscutable franchise dans tous leurs actes professionnels.

On peut toujours contester la valeur scientifique d'un médecin, on ne doit jamais pouvoir discuter sa haute valeur morale.

Nous devons toujours partir du principe que nous sommes tous absolument égaux sur ce terrain, par définition.

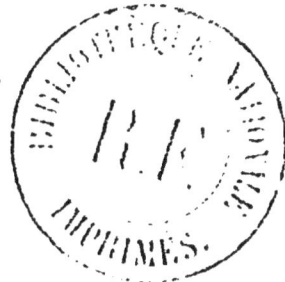

TABLE DES MATIÈRES

A

D

E

F

G

H

I

J

L

M

P

R

S

T

U

V

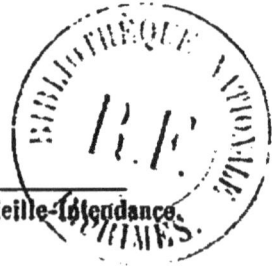

Montpellier. Imp. Serre et Ricôme, rue Vieille-Intendance.

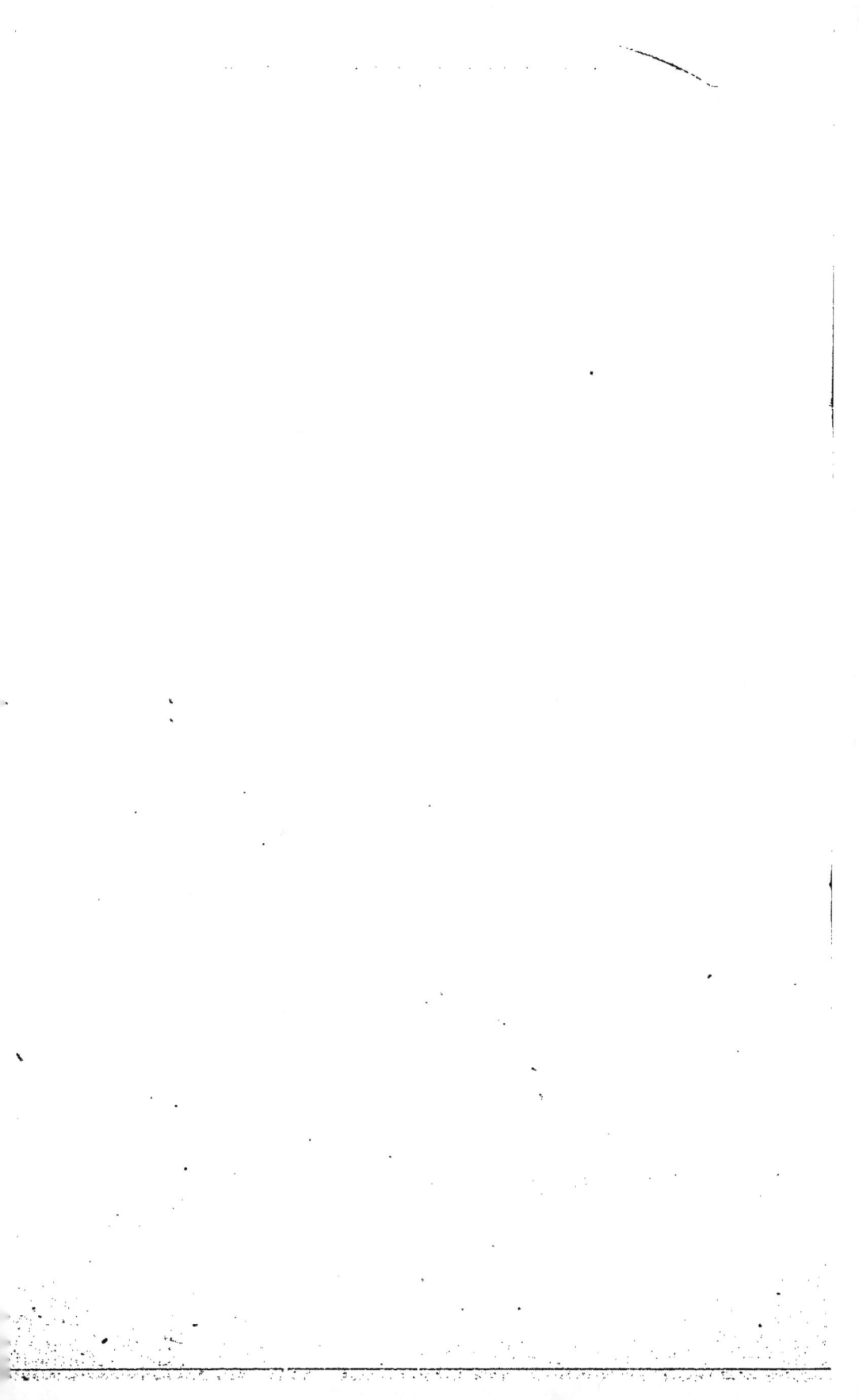

CAMILLE COULET

ÉDITEUR

Grand'Rue, 5, Montpellier

EXTRAIT DU CATALOGUE (SEPTEMBRE 1893)

Baumel (L). — Maladies de l'appareil digestif ; leçons faites à la Faculté de médecine de Montpellier, par le Dr Léopold Baumel, professeur agrégé à la Faculté de médecine de Montpellier, 1888. 2 vol. in-8, avec 3 planch. et 10 fig. dans le texte. Prix... 17 fr.

Bertin-Sans. — Guide des travaux pratiques de physique à la Faculté de médecine de Montpellier ; pesanteur, optique ; par le Dr Henri Bertin-Sans, chef des travaux pratiques de physique à la Faculté ; avec une introduction par le Dr A. Imbert, professeur à la Faculté de médecine. 2e édition. Montpellier, 1891. 1 vol. in-8 avec 41 figures. Prix............... 6 fr.

Borrel (A.). — Evolution cellulaire et parasitime dans l'Epithélioma (travail du laboratoire de M. le Professeur Kiéner), par le Dr A. Borrel. Montpellier, 1892 ; grand in-8 avec 2 planches. Prix.......................... 3 fr.

Castan (A.). — Traité élémentaire des fièvres, par le Dr A. Castan, professeur agrégé à la Faculté de médecine de Montpellier ; 2e édition, revue et augmentée. Montpellier, 1872. 1 vol. in-8 de 416 pages. Prix .... 7 fr.

Garimond (E.). — Traité théorique et pratique de l'avortement, considéré au point de vue médical, chirurgical et médico-légal ; par Émile Garimond, professeur agrégé à la Faculté de médecine. Montpellier, 1869, 1 vol. in-8 de 476 pages. Prix ... 7 fr. 50.

Lecercle. — Traité élémentaire d'électricité médicale, avec les principales applications à la physiologie et à la thérapeutique ; par le Dr L. Lecercle, professeur agrégé à la Faculté de médecine de Montpellier. 2e édition, 1893. Montpellier, 1 vol. in-8, avec 215 figures. Prix...................... 8 fr.

Lapeyre (C.). — Du processus histologique que développent les lésions aseptiques du foie produites par injections intra-parenchymateuses d'acide phénique, de la régénération hépatique et de son mécanisme ; par le Dr Constant LAPEYRE. Montpellier, 1889. 1 vol. in-8 avec 3 planches en chromo. Prix . . . . 5 fr.

Masse (E.). — De l'influence de l'attitude des membres sur les articulations au point de vue physique, clinique et thérapeutique; par le Dr E. MASSE, professeur à la Faculté de médecine de Bordeaux. 3e édition, revue et augmentée. Montpellier, 1888. 1 vol. in-4 de 226 pages, avec 18 planches et dessins intercalés dans le texte. Prix . . . . 10 fr.

Monteils (E.). — Histoire de la vaccination ; recherches historiques et critiques sur les divers moyens de prophylaxie thérapeutique employés contre la variole depuis l'origine de celle-ci jusqu'à nos jours, par le Dr E. MONTEILS. Montpellier, 1874. 1 vol. in-8 de 464 pages. Prix . . . . 7 fr.

Rouzaud. — Les fêtes du VIe Centenaire de l'Université de Montpellier, par Henri ROUZAUD, maître de conférences à la Faculté des sciences de Montpellier, 1891. 1 vol. gr. in-8 colombier, avec 45 gravures et 241 portraits dans le texte. Magnifique couverture en chromo dessinée par BAUSSAN . . . . 16 fr.

Sabatier (A.). — Recueil des mémoires sur la morphologie des éléments sexuels et sur la nature de la sexualité, par M. Armand SABATIER, professeur à la Faculté de médecine de Montpellier. Montpellier, 1886. 1 vol. in-4 avec planches . . . . 15 fr.

Sabatier. — Etudes sur le cœur et la circulation centrale dans la série des vertébrés : anatomie et physiologie comparées ; philosophie naturelle; par M. Armand SABATIER, Montpellier, 1873. 1 vol. in-4 de 476 pages et 16 planches en chromolithographie. Prix . . . . 30 fr.

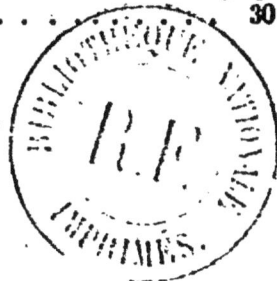

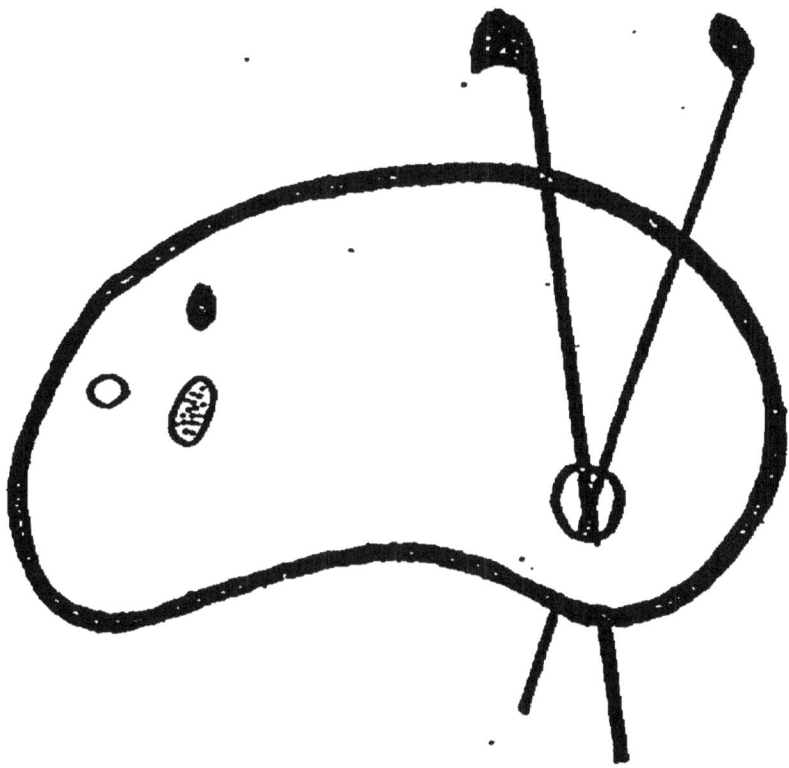

ORIGINAL EN COULEUR
NF Z 43-120-8

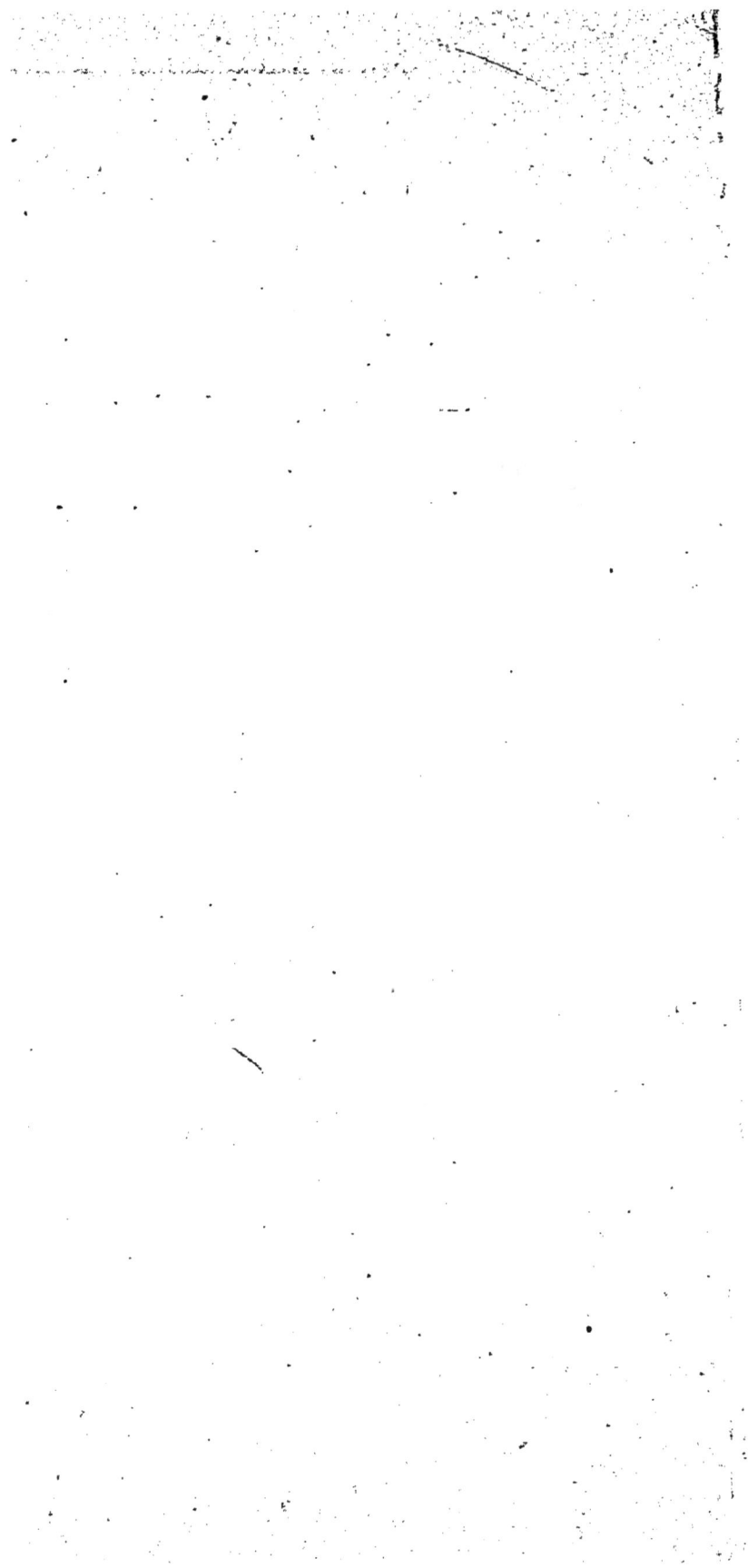

www.ingramcontent.com/pod-product-compliance
Lightning Source LLC
Chambersburg PA
CBHW060349200326
41519CB00011BA/2083